蒋健教授
（1956—2023）

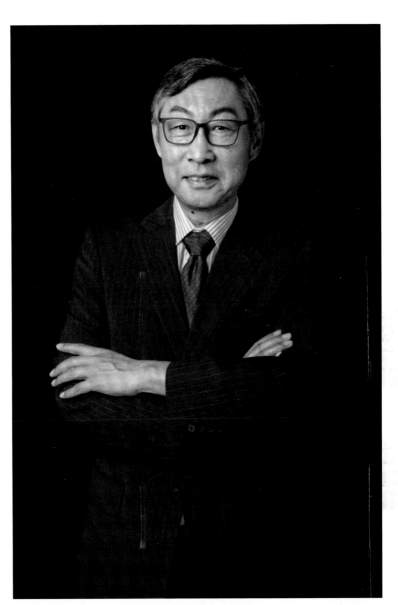

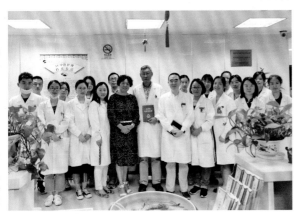

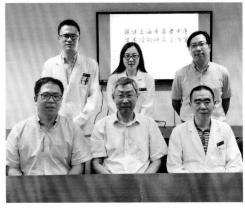

2017 年蒋健上海市名老中医学术经验研究工作室成立

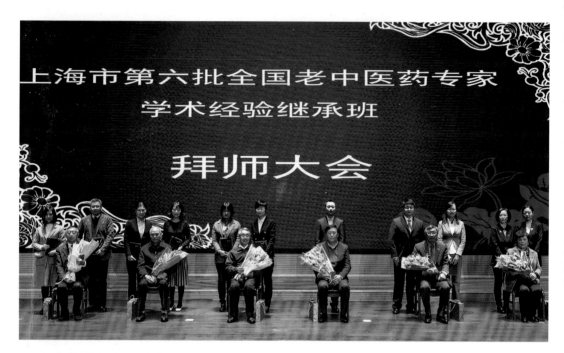

2018 年第六批全国老中医药专家学术经验继承班拜师大会，继承人张烨、张涛与蒋健教授合影

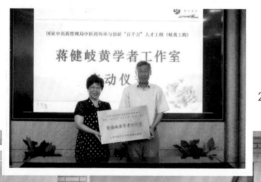

2019 年蒋健岐黄学者工作室启动仪式

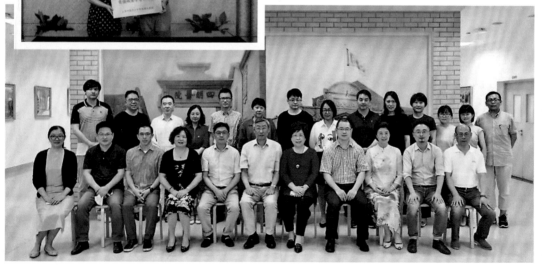

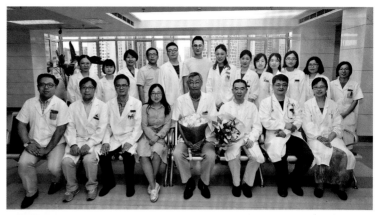

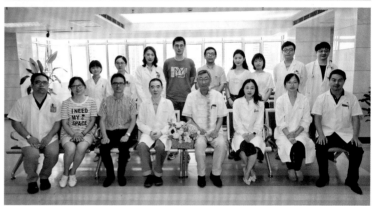

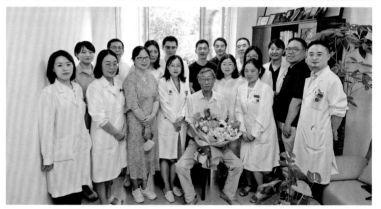

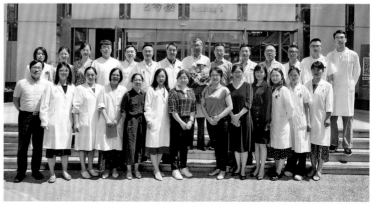

历年教师节蒋健教授与师承人
员及硕士、博士生合影

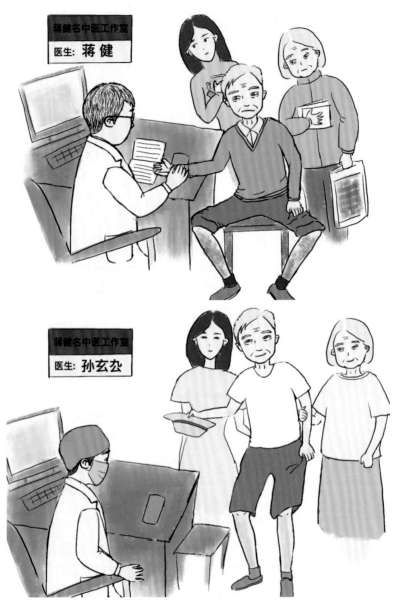

蒋健名中医工作室联合门诊。师徒联手共克嗜酸性粒细胞增多性皮炎案例，被上海中医药大学附属曙光医院官方公众号报道（朱蕾蕾绘）

蒋健名中医工作室连续三年举办国家级继续教育项目"中医郁证的概念、形态及诊治新见解"学习班 ▶

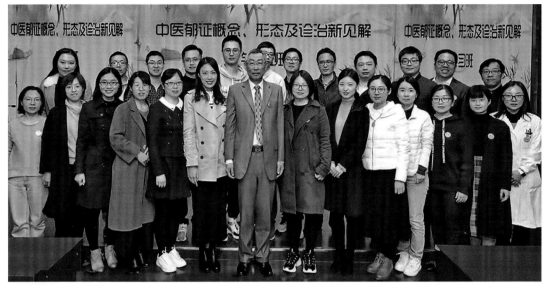

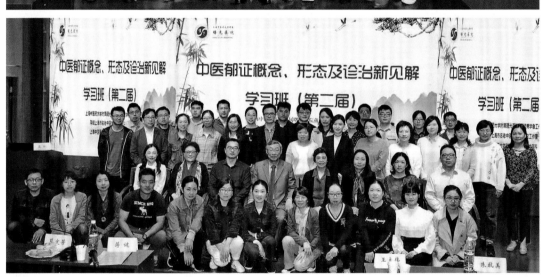

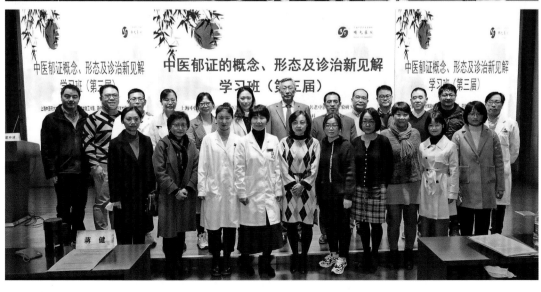

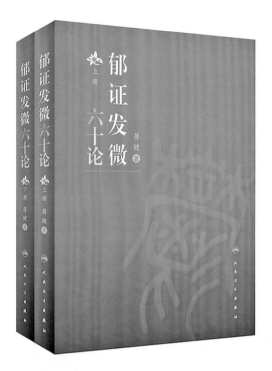

蒋健教授郁证研究专著《郁证发微六十论》2022 年 1 月由人民卫生出版社出版

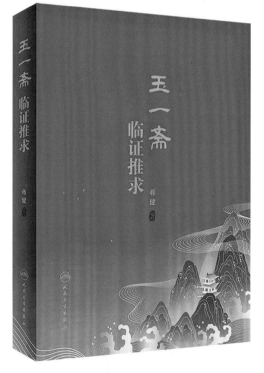

蒋健教授医案集《玉一斋临证推求》2022 年 8 月由人民卫生出版社出版

玉一斋临证推求仲集
——蒋健临床经验实录

蒋　健　朱蕾蕾
主编

蒋健全国名老中医药专家传承工作室编写

上海科学技术出版社

图书在版编目（CIP）数据

玉一斋临证推求仲集 ：蒋健临床经验实录 / 蒋健，朱蕾蕾主编. -- 上海 ：上海科学技术出版社，2023.6
ISBN 978-7-5478-6187-5

Ⅰ.①玉… Ⅱ.①蒋… ②朱… Ⅲ.①中医临床－经验－中国－现代 Ⅳ.①R249.7

中国国家版本馆CIP数据核字(2023)第088232号

玉一斋临证推求仲集
——蒋健临床经验实录

主 编 蒋 健 朱蕾蕾
蒋健全国名老中医药专家传承工作室编写

上海世纪出版(集团)有限公司
上海科学技术出版社 出版、发行
（上海市闵行区号景路159弄A座9F-10F）
邮政编码201101 www.sstp.cn
苏州工业园区美柯乐制版印务有限责任公司印刷
开本 787×1092 1/16 印张 10.5 插页 4
字数 180千字
2023年6月第1版 2023年6月第1次印刷
ISBN 978-7-5478-6187-5 / R·2766
定价：78.00元

内容提要

《玉一斋临证推求仲集》与《玉一斋临证推求》（人民卫生出版社，2022年8月出版）系伯仲之篇，编写体裁一致，以医案为主体，以疗效为前提，以治法方药为重点，以临证思维为基础，医案与医话相结合，理论与实践相结合，继承与创新相结合，真实客观地记录了蒋健教授的临证经验。诊疗案例包括了肺系、心脑、肝胆、脾胃、肾系及气血津液病等内科病证，此外还有五官、皮肤、骨伤、妇科病证，充分体现了蒋健教授尊奉大内科的精神以及全科知识结构；尤其是有关郁证性病证部分的诊疗案例，从临床实践角度佐证并阐述了蒋健教授有关郁证因机证治的一系列创新性学术思想与观点。

与《玉一斋临证推求》不同的是，《玉一斋临证推求仲集》书中67篇内容系由蒋健教授指导名中医工作室师承学员集录并整理撰写而成，学生完成初稿，蒋健教授修改审定。因此，《玉一斋临证推求仲集》是师生通力合作之篇，也是积极探索名中医工作室师承方式的成果之作。

本书适于中医临床医生、中医院校师生、中医师承相关人员、西学中及中医爱好者阅读。

编委会名单

主　编

蒋　健　朱蕾蕾

副主编

孙玄厽　张　烨　张　涛

编　委
（按姓氏笔画排序）

王　莹　朱蕾蕾　刘宁宁　孙玄厽

李　威　何培芝　张　涛　张　烨

耿　琦　顾志坚　郭敬镕　章诚杰

蒋　健　傅慧婷　温昊天　颜雅萍

胡　序

"天下难事，必作于易；天下大事，必作于细。"我想用这句老子的名言作为开场白，不仅是它适用于中医学的科学探索，而且鼓励我认真研读《道德经》的，正是23年前与蒋健老师一起在杭州参加"华东六省一市中医内科协作组年会"并同住一寝室时，他对于我这个当时年轻助教喜爱浏览国学名著的赞赏的话。同时令我记忆深刻的是，在这次会议上，他作为刚从日本留学、工作回国的"海归"，对未来中医药发展和中医内科教学改革的可称犀利的发言。在多年之后的今天，捧读蒋老师刚出版的《玉一斋临证推求》及嘱我作序的此册《玉一斋临证推求仲集》，思维上的共振、学术上的共鸣油然而生，更让我感受到他几十年来就是这么做学问的。

中医药是大智慧，用一位前辈学长的话，叫作"大美中医"。要发扬传承这种生命"美学"，贵乎学术上能始终保持"审美"的意趣。临床上要做到这一点，严世芸先生讲得很到位："知常达变，圆机活法，法无定法。"这三句话既道出了要义，又是中医人学习成长的三个阶段。"将赡才力，务在博见。"蒋老师临证推求之基，首先体现在"知常"求之于"宽广"。书中白芷治胃痛，乌梅丸治久泻久利，善用鸡内金、金钱草排石消石，用少腹循经法治疝气痛，以荆芥连翘汤合石菖蒲等治疗中耳炎引发的耳聋等诸如此类，常常让我想起跟随马贵同先生、蔡淦先生学习时也多见到这些"明星药"。这不仅用典型验案再一次让学习者加深了理解，也反映了蒋老师对中药药性理论所下的功夫，"用药如用兵"。反观时下用经方、验方、专病专方者，很多是重"方"不重"药"。我有时与同事、学生们分享体会时，提倡跟中药"交朋友"，要深谙药性"脾气"。要了解药性，一是当从临床上去把握，二是应从经典药论（不是一部，最好是多部）之中去找依据，方能御兵遣将，游刃有余。

最近协助潘华信先生带领一众年轻才俊组建了唐宋医学教研团队，有机会开始仔细阅读《千金方》，但进度极慢，甚至有点"痛苦"。正因为自己对药性的知识十分有限，就很难用现在一般的方药理论解读个中奥妙。如防风、麻黄之用于心悸不宁，乍看突兀，但辛药入里通络，络以辛为泄，辛通阳气之后，气血调畅以致中和，起到了缓急止痉、温阳利水、活血消癥的功效。这些对于心脏病证的治疗恰恰是十分重要的。这又让我想起了严世芸先生谈到张伯臾先生晚年精研《千金方》到了手不释卷的地步，张老的用心之处，也是对我们后辈的一种启示。

再说"达变""活法""法无定法"，可谓是临证推求之最高境界了。《尚书·虞书·大禹谟》所言"人心惟危，道心惟微，惟精惟一，允执厥中"这"十六字心传"，正是"中庸"大医求得"最大公约数""最佳路径"的要诀。王阳明则把这种"求真""求本"的格物之路，归纳为"静处体悟，事上磨炼，省察克治，贵于改过"和"知行合一"的思辨观和实践观。蒋老师身上也有这一股乐于反思的"倔强"之性，如书中记载的芍药甘草汤酸收甘缓制反流，生化汤治闭经腰酸，据犀角地黄汤意，用水牛角、赤芍、生地黄、丹皮、茜草、乌梅、蝉蜕、当归、浮萍治疗慢性瘾疹等，尤以清代高世栻治疗湿热盗汗之法式、用龙胆泻肝汤化裁治疗"血汗症"案，更显出了蒋老师的阅历之广和"反常达变"的功力与灵性。我之前曾听朱邦贤先生讲起其治"红汗"一症，记得用的是伤寒桂枝辈，如有可能将两案进行比较，我想一定也是很有意思的。但从另一角度提示我们，辨证论治求的是一个"理"，或如教学上所讲的，求的是"见是证，用是方"背后的条件，不致出现盲目套用经方而"泛化"的倾向。

提到"法无定法"，其实也是有规律可循的。裘沛然先生在《壶天散墨》中论起对"广络原野"的"多安药味"（其如《千金方》《太平惠民和剂局方》等），与简洁明净的"经方"两者的客观评价，他也推崇用"甜、酸、苦、辣、咸"五味汤治"顽咳"等，后期疑难病处方也常较"杂"，药味也有所增多。又如裘老将玉屏风散中防风易为归肾与膀胱二经的羌活，治愈一慢性肾炎蛋白尿合并反复感冒者。这其中就是严世芸先生所总结的"大而有方，杂而有序，中医思维"。

　　朱熹倡导的读书之要是循序而渐进，熟读而精思。听蒋老师的计划，已经出版的《玉一斋临证推求》作为"伯集"，此册则为其"仲集"，今后欲将《玉一斋临证推求》按伯仲叔季一集一集地出版下去；而且从"仲集"起改由执帚侍诊的学生记录整理并撰写按语，再交由蒋老师修改审定。这体现出蒋老师"终身之计，莫如树人"的教师情怀和良苦用心。周公旦言："德行广大而守以恭，聪明睿智而守以愚。"读《临证推求》，所能体会到的正是这种十分难得的操守。

　　海上违教，仰望之至，谨以为记。

胡鸿毅

上海市中医药学会会长

上海市中医药管理局副局长

上海市卫生健康委员会副主任

教育部中医学类专业教学指导委员会副主任委员

全国中医药高等教育学会教育管理研究会理事长

《辞海》（中医卷）分科主编

壬寅重阳于半知斋

朱　序

我与蒋健认识 30 余年，共事 20 多年，算是同时代人。我们有很多交集，又有太多的不同，但这不影响我们的友谊。在业务特长上、在管理理念上、在待人处世方式上，我们常常大相径庭，但我们又能互相理解，坦诚相待。我想了想，这并不奇怪。因为在本质上，我们是相同的，那就是对中医药的热爱、为人处世的正直。

我们都有强烈的责任感和事业心，我们一起为中医药事业奋斗。因为担忧中医药事业后继乏人，我们在 20 年前就一起在医院主办了中医药论坛，我们经常如痴如醉地讨论，怎么用我们的热情影响学生，怎么让年轻人和我们一样做铁杆中医。我们一起主编了《诊余感悟》《一诊一得录》《金匮要略汤证新解》。这么多年过去了，我不紧不慢地还在原地踏步，蒋健则大步前进。他是首届岐黄学者，第六、第七批全国老中医药专家学术经验继承工作指导老师，全国名老中医药专家传承工作室指导老师，上海市名中医，教书育人，硕果累累。我非常佩服蒋健的执着和钻研精神。在我看来，蒋健有时甚至有点"神神叨叨"。记得有一回他突然问一位女生是否正在经受痛经之苦，对方猝不及防，羞红了脸，然后他热心地把自己做的治疗痛经的药粉给到对方，嘱其如何服用。时间久了，大家都了解他的性格与为人。他真是沉浸于中医宝库里不能自拔，真是个可敬的"书呆子"。

我们经常在一起探讨中医理论和实践，当然多数是我向他请教。记得有一次我收治一位顽固发高烧的患者，用了很多方法，还是不能治愈，我便把患者介绍给了蒋健，然后关注着他的探索。这位患者经过他多次治疗，经过清热解毒、化湿、祛风、凉血……一次次的探索，汤药、成药，加重剂量，最后终于成功治愈了！这样的攻坚克难所带来的喜悦，至今令人难忘。

还记得在蒋健被破格评审正高职称时，他的自信、他的跃跃欲试，等待被提问、等待表现自己功底时的得意表情。果然，他对中医理论的娴熟和运用，对中医临床的心得和体会，让高级职称评委刮目相看。当天有位资深评审专家就和我说，你们医院蒋健的中医功底很深！

在蒋健身上，有很多看似矛盾之处，如浓眉铁面和娟秀字体，坚持己见和服从真理……我们都不人云亦云，也不太懂得人情世故，有时太简单直率，身上有知识分子的正直和固执，但蒋健比我更甚。记得有一次接待新闻媒体记者，一位女记者滔滔不绝、夸夸其谈，言辞十分俗媚，我们只能面面相觑，蒋健中途便拂袖而去。说实话，我当时是心中暗暗叫好。我自诩是实事求是，坚持说实话、办实事的人。但和他相比，经过几十年各种各样的考验，他还能如此率性，如此直爽，这是需要非凡的勇气的。

一直认为蒋健充满斗志，精力充沛。当他在 2020 年下半年主办第三期"中医郁证的概念、形态及诊治新见解"这一国家级继续教育项目时，他其实已经病重近危，声音沙哑，但是仍然忍着病痛，积极组织，亲力亲为。这种担当精神和责任感，让人钦佩。经过了将近 1 年生与死的考验，体重减轻了几十斤，今年 3 月身体稍有恢复，蒋健又去北京参加了全国政协会议，提出了有关中医药发展的有质量的提案。尽管疫情肆虐，尽管体质羸弱，他决定还是去参加会议，说他这次应该为中医药事业发展去呼吁、去战斗，豁出去了。看到他的提案见报，我给他发微信："冒着生命危险，值得！"

很佩服蒋健的勤奋，在漫长的几十年里，他笔耕不辍、著作等身，而且作品很有质量；很佩服蒋健的坚韧，他把一件事做到极致。即使在他夫人病重期间，家里家外琐事成堆，他还是持续八九年坚持着在《上海中医药报·名医手记》专栏一篇接一篇地发表自己临证的真知灼见，在一页又一页的白纸上写下自己的点滴体会，在电脑里一字又一字地码下自己的所思所想，这才有了《郁证发微六十论》这部重要著作，紧接着又有了《玉一斋临证推求》与《玉一斋临证推求仲集》这两本值得一看的好书。

《玉一斋临证推求仲集》是《玉一斋临证推求》的续集，里面一个个临床诊疗故事是由蒋健名中医工作室众多学生跟随他抄方时整理所得，部分内容曾连续刊登在《上海中医药报·医师手札》专栏上。这些临证案例反映了蒋健的临证思考与经验，对学中医的人有启发，对研究中医的人有意义。学生的体会比较真实，文字比较活泼，所选案例各具特色，有的介绍他善用经方，守正如初；有的介绍他推陈出新，提出新的见解；有的介绍他用大剂量单方；有的介绍他妙用外治法；当然还有不少从郁论治的临证经验，也是对他《郁证发微六十论》的补充。从字里行间，可以看到他成功地授人以渔，带出来一批勤于思考、热爱中医的学生，这是功德无量的事。

我乐意作序，介绍一个活生生的中医人，推荐一本热腾腾的专业书。无数这样的中医人，才是中医药事业欣欣向荣、代代相传的希望。

朱抗美

上海市名中医

上海市非遗海派膏方文化代表性传承人

2022 年 11 月

前　言

华发耳顺钓誉"名中医"，医局令收徒成立工作室，播散岐黄之术。然则青囊羞涩，学识、见识、胆识肤浅不全，何以为师，又如何为师？尝闻圣人处无为之事，行不言之教（老子），又或师当诲人不倦（孔子）以传道授业解惑（韩愈）；又闻非知之艰行之惟艰，知易行难（《尚书》），又或谓知难行易（孙文），所言皆异，不免束手惶惧。转念窃思医学痌瘝切心，医理医术亟待不断切磋提高，所谓医不穷理，不可谈医；药不执方，不可用药（陈士铎《洞天奥旨》）。由是观之，杏林传薪必洞察奥旨，橘井流芳须穷理质难。登堂入室路径幽曲不直，曩与弟子立下条规：

——首重探讨诊疗疑点难题。宜承题切入疑难杂症介绍，或展示腾挪步移、圆机活法的思辨过程。诊疗过程实事求是，不讳误诊失治之教训。

——总结学术思想须有临床实践经验作为支撑。格物致知（《礼记·大学》），知行合一（王阳明）；切忌坐而论道（《周礼》），悬河泻水，注而不竭（《晋书·郭象传》）。

——立言谨遵三步。第一步，广揽博采，述而不作，圭臬前徽。第二步，窥破雾内一斑，显出云中寸爪；验之临床，不被古人所欺。第三步，发皇古义，融汇新知，创立新说。

在此条规下，弟子选定所写医案并配按语心得，上稽圣经，旁搜众论，发延阁之秘蕴，附会折衷。此撰写过程使之明白，医学悟道乃需牛角挂书，韦编三绝。初稿交余修改审定，为师怀仁济岂可持矜秘，当不辞衰朽，校雠锓梓，臆逞圆机，必师生之意相契，如操左券，免鲁鱼亥豕之讹。此修改过程亦即诘问释疑穷难的过程，有助于弟子提高分析问题与解决问题的能力、提高临证思辨和临床实践的能力。师徒徜徉其间，何需把臂剪烛。师必悉以相呴濡沫及人，徒将恍然有得渐入堂奥，方始克绍箕裘，渐臻跨灶。春秋倏忽，不觉有积其成裘然成帙，可与《玉一斋临证推求》成伯仲之篇。

师徒之所存即道之所存，闻道有先后而已。弟子不必不如师，师亦不必贤于弟子，三人行必有吾师，安知其中无贤徒焉？更有高徒出名师、大师无师、名师未必出高徒、高徒未必皆出大师者，种种造化不一。但若师徒志同道合，相辅相长，如此衣钵传习，涓滴可致浩瀚，于树人则魏昭成器，于建业则嘉惠遐迩，中医事业必将赓续鸿篝也。

借此，余亦感谢众贤徒厚爱相拥，方成此书。

蒋健奕安甫号石羽全人

壬寅夏于沪上黄浦江畔玉一斋

蒋健名中医工作室"玉一斋"
微信公众号

目　录

第一章

肺 系 病

 1. 九宝加味定顽喘

案 缪某，女，57 岁，2019 年 7 月 25 日初诊。主诉：反复胸闷气喘，伴咳吐黄绿色痰 10 余年，加重 2 周。患者有类风湿关节炎 20 余年，10 余年前渐起出现气喘胸闷，伴咳吐黄绿色痰，本市某三甲综合性医院诊断为"类风湿关节炎，伴闭塞性细支气管炎，支气管扩张症"。10 余年间气喘、咳痰不断，多于冬春加重，夏季好转。2011 年至今，每年因此至少住院 1 次。2019 年 6 月患者因胸闷气促明显、咳痰量多不畅，在我院住院治疗，查胸部 CT 示"右肺中下叶、左肺上叶及下叶支气管扩张，两肺炎症"。予甲泼尼龙（甲强龙）抗炎，左氧氟沙星抗感染，二羟丙茶碱（喘定）、复方甲氧那明（阿斯美）平喘等治疗后，症状好转出院。2019 年 7 月 9 日，患者无明显诱因下再次出现胸闷气促加重，遂至附近医院急诊，予甲泼尼龙抗炎，左氧氟沙星、头孢他啶抗感染，氨溴索化痰，二羟丙茶碱平喘等治疗后症状稍有缓解。为求进一步中医诊疗，由门诊收入中医科病房。查房诊见：咳痰黄绿，咳出欠畅，胸闷不舒，动则气喘，无法下床活动，头目昏沉，胃纳差，夜寐欠安，二便调。舌偏暗红，苔薄腻，脉细滑数。

处方：金银花 30 g，鱼腥草 30 g，制半夏 15 g，炙麻黄 12 g，桑白皮 15 g，苦杏仁 12 g，甘草 12 g，射干 12 g，白前 12 g，苏子 9 g，肉桂 6 g，陈皮 12 g，大腹皮 10 g，制乌梅 12 g，南沙参 15 g，北沙参 15 g，金沸草 9 g，白芍 15 g，3 剂。

复诊（2019 年 9 月 17 日）：处方服用 3 日后，患者出院，带药 21 剂续服。2019年9月17日来门诊复诊时情绪颇佳，言近年来咳嗽气喘始终难以缓解，慢步行走片刻即感气喘，连续行走10余步必须停下休息，来门诊配药必须家人陪同，服上方后喘促日渐好转，今虽停药多日，亦未见反复，可独自坐车来院就诊。刻诊：慢步行走不喘，动作稍快仍有明显气喘，偶咳，痰少，每日二三口，色黄绿，咯出欠畅，口干喜热饮，二便调，夜寐一般。舌微暗，苔净，脉细弦滑。上方加瓜蒌皮18g，海蛤壳30g，14剂。

自2019年9月起患者一直坚持门诊治疗，处方在清肺化痰，宣肺平喘基础上逐步加强扶正，截至2019年12月底，患者已能连续平地行走100米，不必中途休息，以往冬天不敢出门，现在已能外出走亲访友。

按：类风湿关节炎伴闭塞性细支气管炎是类风湿关节炎在肺部的罕见并发症，以咳嗽伴进行性呼吸困难为主要表现，合并支气管扩张可见反复咳吐脓痰。本病尚无特效治疗，早期使用糖皮质激素对症状有一定的缓解作用，合并感染时可使用抗生素。由于缺乏有效的治疗手段，该病多发展为进行性呼吸衰竭。

本例患者10余年来症状逐渐加重，平时行走10余步即感气喘，一旦合并感染，则出现咳痰增多、咳吐不畅，引发呼吸困难加重。本次入院虽经西药抗炎、平喘、化痰，但症状缓解仍不理想，咳痰不畅，呼吸困难，难以下床活动。针对肺部感染和呼吸困难，中医治疗以清肺化痰，宣肃肺气为法，采用苏沈九宝汤加味，重用金银花、鱼腥草。患者服药共计24剂，呼吸困难改善，慢步行走时气喘不明显，痰量明显减少；继续治疗半年，疗效满意，逐年恶化之病势竟得逆转。

苏沈九宝汤可治疗咳喘类疾病，此方源出北宋末年《苏沈良方·卷五》，由大腹子（连皮）、肉桂、炙甘草、紫苏、杏仁、桑白皮、麻黄、陈皮、薄荷9味组成，原方为散剂，煎煮时须加乌梅2个。该方温清同用，寒热平调，宣肃有度，敛散并举，堪为治疗咳喘的构方榜样。由于本案"咳喘胸闷"与大量黄脓痰咳吐不畅有关，九宝汤虽能宣肃肺气，化痰平喘，但清肺解毒之力尚嫌不够，故在此基础上须加味大剂量金银花和鱼腥草——对于部分反复感染、多种抗生素耐药的病例，使用清热解毒中药有助于进一步控制感染。另外，从改善预后、减少发作的角度出发，随着黄脓痰减少、咳喘减轻，应在苏沈九宝汤基础上逐步加强扶正固本，以防病情反复。

（孙玄杰、傅慧婷整理）

2. 多重兼顾疗肺胀

案 李某，男，64岁，2019年10月18日初诊。主诉：反复咳嗽咳痰6年，伴气喘2年，加重5日。患者6年前每因受凉后出现咳嗽咳痰，当时无气喘、双下肢水肿，于当地医院抗感染治疗后缓解。此后易感冒，并于感冒后咳嗽咳痰持续，迁延难愈，均予抗感染治疗。2年前出现气喘，动则尤甚，咳喘甚有晕厥史。肺功能检查示FEV1/FVC 45%，诊断为"慢性阻塞性肺病"。之后病情经常反复，长期以抗感染及解痉平喘进行治疗。5日前咳痰、气喘加重，喘息动则尤甚，遂来我院就诊收住入院。项诊：咳嗽咳痰，痰色白质黏，难以咯出，喘促气短，动则尤甚，胸部膨满，腹部膨隆，头胀痛晕，呈夜间加重，怕热易汗，体型偏胖，面色暗红，舌暗红，苔白腻，脉沉细数。中医诊断为肺胀病。

处方：射干15 g，炙麻黄12 g，桂枝9 g，苦杏仁9 g，甘草12 g，炒白芍15 g，厚朴12 g，五味子9 g，白前9 g，黄芩12 g，鱼腥草30 g，金银花30 g，坎炁2条，紫石英15 g，14剂。要求自行煎药，每日1剂，服用2次，每次200 mL。

复诊（2019年11月2日）：服药后，咳嗽咳痰减轻，气促有所缓解，白痰易咳出，质尚偏黏，头胀痛晕不再，舌暗红，苔薄腻，脉沉细。原方加减续服2周以资巩固。

按： 本案处方虽区区14味，但不难看出其包含了麻黄汤、三拗汤、桂枝汤类（含桂枝加芍药汤、芍药甘草汤）、桂枝加厚朴杏子汤、大青龙汤、射干麻黄汤等经典名方或其内涵在内。

麻黄汤、三拗汤、桂枝加厚朴杏子汤、射干麻黄汤合白前，肃降肺气，宣肺化痰，降逆平喘。因患者咳并不甚，故舍射干麻黄汤中紫菀、款冬止咳药而取射干以助麻黄平喘。本例虽无发热，然宿痰胶结日久，质黏难以排出，必蕴内热，故去大青龙汤中石膏，而代之以黄芩、鱼腥草、金银花清热解毒，散结消痰。慢性阻塞性肺病常伴肺部炎症，热毒内蕴亦是肺胀常见病因病机。

喘息气促是肺胀主症之一，与气管、支气管痉挛造成肺气壅滞，气道不畅有关。根据经验，芍药甘草汤（桂枝汤、桂枝加桂汤、桂枝加芍药汤类方均含芍药甘草汤）对缓解气管、支气管平滑肌痉挛有效，有助于配合麻黄、射干平喘。

反复感邪而诱发肺胀发作是本病临床特征，故取桂枝汤调和营卫，固表以防外邪侵犯，有利于去除发病诱因，治已病与治未病兼顾。

本患者病程较长，在发作时标实为主，但已见本虚之端倪，表现为喘促气短，动则尤甚，提示有肺肾气虚，肾不纳气之兆，故用紫石英温肺下气，此药适合于肺虚咳喘；再用坎炁补肾纳气、平喘、敛汗。如此则兼顾本虚标实。对于肺肾俱虚，肾不纳气的喘嗽，用紫河车粉口服以补益肺肾，纳气平喘，效果更加显著。但由于本院紫河车缺货，姑以坎炁代之。

综合以上，本案标实本虚、上实下虚而以实为主。以麻、桂、射干肃肺降逆平喘，以五味子、紫石英、坎炁兼顾补益肺肾，纳气平喘。痰色白、苔白腻、脉沉细，性质属寒；痰黏、头胀痛晕夜间加重、怕热易汗、舌暗红、脉偏数，性质属热，寒热错杂。故以麻、桂温散药外，还用黄芩、鱼腥草、金银花等寒凉药以寒温并用。全方偏温散发汗解表，故以五味子、白芍药敛阴固表止汗。组方治疗体现了标本兼顾，肺肾兼顾，寒热兼顾，宣肃兼顾，虚实兼顾。尽管治则体现了诸多兼顾，但处方用药简洁而并不繁杂。例如，对本案头胀痛晕未予兼顾，因《丹溪心法》谓"头痛多主于痰，痛甚者火多"，方中既含清热化痰药物，痰热去则头胀痛晕当自止。再如，方中五味子可一药三用：敛肺平喘，滋补肾阴，收敛止汗。由此可见，用药简洁需要准确把握病机和熟谙药性。

本案属于中重度慢性阻塞性肺病，难以彻底治愈，中医及中西医结合治疗的目的在于减少发作、减轻症状、改善预后。事实上，患者服药2周后，症情得到缓解，生活质量得到提高。

（傅慧婷整理）

第二章
心脑系病

3. 半夜胸痛治厥少

案 奚某，男，41岁，2018年6月27日初诊。主诉：无明显诱因突发胸痛1个月，加重1周，腰酸多年。舌红，苔黄腻，脉细弦。病属胸痹，证属气滞血瘀，治以行气活血，通络止痛。

丹参饮合补阳还五汤加减：丹参30g，檀香3g，红花12g，金银花15g，川断30g，川芎12g，赤芍12g，白芷12g，当归12g，杜仲30g，7剂。

二诊（2018年7月4日）：患者胸口胀痛呈昼轻夜重，一般在21点至凌晨1点之间胸痛更甚，晚上需服用布洛芬止痛；白昼走路迈左脚时胸口牵拉痛；胸痛部位在胸口偏左靠近心脏，疼痛时前胸搭后背一起痛，多胀痛，有时也有刺痛。无反酸、烧心、嗳气等脾胃的症状。舌偏红，苔黄腻，脉细弦。证属少阳厥阴合病，治从厥少着手。

小柴胡汤合乌梅丸加味：柴胡12g，半夏12g，党参12g，甘草9g，黄芩12g，乌梅15g，细辛9g，肉桂9g，附子9g，川椒9g，干姜9g，黄连9g，黄柏12g，当归12g，五灵脂15g，7剂。

三诊（2018年7月11日）：服药1周，胸口胀痛明显减轻八九成，夜间无需用布洛芬止痛，原方再予7剂以资巩固。嘱其进一步做相关检查以明确诊断。

按： 胸痹胸痛常见的病机有气滞血瘀、痰浊闭阻、阳气亏虚等，分别治以行气活血、化痰通阳、温阳益气等，常用方剂有瓜蒌薤白半夏汤类方、丹参饮、血府逐瘀汤、补阳还五汤、理中丸等。

本案突发胸痛并无明显诱因，首诊按常规思路活血化瘀，予丹参饮合补阳还五汤加减，川断、杜仲兼顾腰酸，金银花兼以清热，但二诊未见胸痛有明显改善。通过仔细询问病情，得知患者每于夜间9时至凌晨1时胸痛最甚。根据经络子午流注规律，该段时间为手少阳三焦经、足少阳胆经及足厥阴肝经所流注，而厥阴亦包括手厥阴心包；再结合舌脉，脉细弦为病在少阳。遂辨为少阳、厥阴合病，选用少阳病主方小柴胡汤与厥阴病主方乌梅丸合方治疗。三诊时患者诉服上方胸痛大为减轻，疗效与首诊方判若云泥。本案提示经络子午流注辨证理论的临床实用性。

用乌梅丸治疗胸痛看似神奇，实则不出中医理论范畴。复习《灵枢·经脉》篇内容可知，心包、三焦、胆、肝少阳和厥阴的经脉均可通过胸胁部位而可引起胸满胸痛等症。厥阴病提纲证亦提到"气上撞心，心中疼热"的症状。可见，只有认真学习经典，才能在临证遇到困惑时迅速打破常规思维，调整治疗方药从而获效，这也印证了"中医经典是临证思维之源泉"的观点。

（温昊天整理）

 ## 4. 明辨虚实治眩晕

案 韦某，男，68岁，2019年10月28日初诊。主诉：半月前眩晕发作，持续半小时许，眩晕发作时伴汗出，四肢稍有麻木感，乏力。顷诊仍时有头晕，头晕发作甚时觉头部发冷，颈部僵直，大便有不尽感，夜寐欠佳，早醒。血压、血脂、血糖均正常。舌淡红，有齿痕，苔黄，脉细弦。诊断为眩晕病，证属肝肾亏虚于下，脾失健运，酿生痰湿，肝风挟痰犯上。治拟平肝息风，滋养肝肾，健脾化痰，兼以养心安神。

半夏白术天麻汤合泽泻汤、二至丸、生脉饮加减：半夏12 g，生白术30 g，天麻15 g，钩藤15 g，女贞子12 g，旱莲草12 g，泽泻30 g，葛根30 g，潼、白蒺藜各12 g，羚羊角粉0.6 g（吞服），麦冬12 g，五味子10 g，合欢皮15 g，酸枣仁15 g，川芎15 g，7剂。

二诊（2019年11月4日）：眩晕程度减半。上方加鹿含草30 g，茯苓30 g，全蝎粉1 g（吞服），蜈蚣粉1 g（吞服），14剂。

三诊（2019年11月18日）：服用上药一二剂后诸症均告消失。予半夏12 g，生白术12 g，天麻12 g，钩藤12 g，女贞子12 g，旱莲草12 g，泽泻

30 g，葛根 30 g，合欢皮 12 g，7 剂，巩固疗效。

按：眩晕为常见病证，一般由气血亏虚，肾精不足致脑髓空虚，清窍失养；或肝阳上亢，痰火上逆，瘀血阻窍而致，与肝、脾、肾三脏关系密切。病证有虚有实，虚证如肝肾阴虚、气血亏虚、肾精亏虚；实证多由风阳上亢、痰浊阻遏或痰火气逆、瘀血痹阻而成；临床更为多见的是虚中挟实、实中现虚之虚实夹杂证。

本案患者年近古稀，眩晕时作，伴乏力疲惫，恐肝肾不足，致使肝阳上亢；乏力且肢麻项强，恐脾虚酿湿生痰，肝之风阳挟痰湿痹阻经络，并上蒙清窍。肝、脾、肾三脏亏虚为本，风痰上犯为标。故予半夏白术天麻汤合泽泻汤化饮蠲痰，以半夏燥湿化痰，苓术运脾燥湿，泽泻利水逐饮；以天麻、钩藤、白蒺藜、川芎及羚羊角粉、全蝎粉、蜈蚣粉平肝息风；以女贞子、旱莲草、麦冬、五味子补益肝肾之阴，滋阴潜阳，标本兼顾；再以合欢皮、酸枣仁安神助寐。二诊初见成效，知治则、方药无误，进一步加鹿含草以补益肝肾，加茯苓以健脾化痰，加全蝎、蜈蚣祛风，一二剂即已矣。各路用药互相呼应配合，丝丝入扣、步步紧逼。

半夏白术天麻汤出自《医学心悟》，是治疗痰饮眩晕的代表方。泽泻汤是仲景《金匮要略》名方，主治水停心下，清阳不升，浊阴上犯，头目昏眩之证。二至丸出自《医方集解》，补益肝肾，是治疗肝肾阴虚眩晕耳鸣的常用方剂。全蝎、蜈蚣为止痉散，功在祛风搜风；再配合天麻、钩藤、白蒺藜、川芎、羚羊角，其中白蒺藜、川芎偏祛外风，天麻、钩藤、羚羊角及全蝎、蜈蚣偏祛内风，平肝息风之力甚宏。

观处方中起用葛根一味，大有深意。风阳上亢本应镇而压之，为何用升阳之葛根？葛根升清是否有助添风阳上亢之虞？其实葛根既能解肌，可治患者项强之症，又能升其清阳正气，清阳正气占领巅顶高地，自有助于风阳邪气潜退。中医临证思维及其派方遣药，犹如军事家布兵，须有机巧。观此案，始信不疑。

（张涛整理）

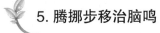 5. 腾挪步移治脑鸣

案 陈某，男，48 岁，2020 年 3 月 30 日初诊。主诉：脑鸣 1 年余。脑

内嗡嗡作响，发作频繁，昼夜均有发作，脑鸣随分散注意力可有所减轻，近来烦躁易怒，否认头部外伤史，否认既往耳部疾患，无头痛头晕，胃纳较差，大便干结，数日一行，舌淡红，苔黄腻，脉弦滑。舌脉合参，肝火炽盛，治宜清肝泻火。

按《丹溪心法》当归龙荟丸处方（麝香缺货未用，青黛缺货以碧玉散代之）：当归12 g，黄芩12 g，黄连12 g，芦荟1 g，山栀子12 g，木香9 g，龙胆草15 g，制大黄12 g，碧玉散15 g，黄柏12 g，苍术12 g，14剂。

二诊（2020年4月13日）：胃纳已开，大便通畅，唯脑鸣不止，夜寐欠佳，夜寐差则脑鸣尤甚，舌脉同上。肝火已清，脑鸣病久，久病必有瘀。

改投血府逐瘀汤：当归12 g，生地黄12 g，桃仁12 g，赤芍12 g，红花12 g，白芍12 g，柴胡12 g，桔梗15 g，川芎12 g，川牛膝12 g，枳壳12 g，甘草9 g，制大黄12 g，葛根5 g，灵磁石30 g（先煎），生龙骨、牡蛎各30 g（先煎），合欢皮30 g，14剂。

三诊（2020年4月27日）：服上药后，脑鸣基本消失，服药期间仅短暂出现2～3次，为前所未有。效不更方，原方再进7剂巩固疗效。

按：脑鸣指自觉头部轰轰作响的病症。脑鸣病名之提出最早见于明代楼英《医学纲目·肝胆部》，指出多由命门火衰、心脾气虚、肝胆火盛等导致气血受阻，髓海失养所致。殊不知耳鸣（包括脑鸣）可以是七情不遂所致郁证的表现之一[1]，我们团队创新性地补充完善了耳鸣脑鸣的病因病机，发前人之所未尽发。部分慢性耳鸣实际可能属于心身疾病，西医往往诊断为"神经性耳鸣"，为难治性病证。本患者脑鸣逾年，平素肝火旺盛，烦躁易怒；当注意力分散时觉脑鸣可减轻，不能完全排除脑鸣为情志不遂所致的郁证表现之一。患者便秘、苔黄，确为肝火上扰清窍，故先予当归龙荟丸清泻肝胆实热；肝火得清，然主症脑鸣仍未得到缓解，需要转换治疗思路。

西医学认为，多数脑鸣实乃耳蜗神经核至大脑皮质听觉中枢整个通道某处病变所致的耳鸣，患者主观感觉鸣响源于脑内，故部分以脑鸣为主诉者实乃为耳鸣。另外，引起耳鸣的多数病因也可引起脑鸣，如外耳道耵聍栓塞、中耳内炎症、内耳梅尼埃病等耳源性疾病、高血压病、脑动脉粥样硬化、甲状腺功能亢进等全身性疾病及部分自主神经功能紊乱、抑郁焦虑等精神疾病等。有研究表明，静脉引流通路狭窄（颅内静脉窦或颈内静脉狭窄）致脑脊液吸收障碍、颅内血流动力学紊乱、颅内压升高等，是脑鸣发病的重要原因，为此，解除静脉窦或颈内静脉狭窄是治疗脑鸣的有效手段之一。

《实用中医内科学》（第 2 版）对于郁证的治疗主要列举出 8 种原则，活血化瘀为其中之一，也是经常被用于治疗郁证性不寐的常用治疗原则之一。换言之，无论脑鸣是出于颅内动静脉血流异常也罢，还是出于七情不遂之郁证也罢，均可用活血化瘀方药进行治疗。本患者虽无皮肤瘀斑、肌肤甲错、面色舌色青紫、脉涩或结代等显在血瘀证候，不等于颅内无动静脉血流障碍。即便无瘀血阻络征象，中医所谓"久病必有瘀""怪病必有瘀"，我们团队在此基础上又进一步提出"郁病必有瘀"的观点，无论其脑鸣属于器质性疾病还是功能性疾病，均可以试用活血化瘀方药进行治疗，故启用血府逐瘀汤。

根据明代医家李梴《医学入门》"肝与大肠相通（肝病宜疏通大肠，大肠病宜平肝经为主）"的论点，仍以大黄导未尽肝火下泄大肠；加大剂量葛根，助桔梗升举清阳；一升一降，非降浊阴无以升清阳；以灵磁石、生龙骨、生牡蛎重镇潜阳；辅以合欢皮安神解郁。诸药配伍丝丝入扣，使患者持续年余的脑鸣基本消失。

回顾诊疗过程，初诊治以当归龙荟丸清肝泻火，虽然脑鸣未除，未必是错治误治。辨证论治通常也需要按部就班分步骤实行，或许肝火得清、阴降阳升、瘀血流动，方能取得更好疗效。通过上案，启发我们在临证辨证施治时，中西汇通、治则更换、方药进退、药物配伍、剂量变化、诸方兼顾，皆需圆机活法。圆机活法离不开广读书、多临床、善思考、勤总结。

（张烨整理）

6. 辨证论治有真假

中医临证辨治离不开病与证的概念，临床上各式各样病情无非"病证分离"与"病证兼备"两大类。病证分离包括"有证无病"与"有病无证"。有证无病是指患者证候的症状群难以区分出主症、次症与兼症，需采用辨证论治的方法。有病无证是指患者只有某单一主症，再无他症，可采用辨病论治的方法。一是此时难以做到辨证论治，二是中医可以辨病论治。当然，辨病论治方药不止一种，例如金银花、蒲公英都可清热解毒，都可治痈疽疔疗，可以根据情况选择，但难以将此理解为辨证论治，正如氧氟沙星与头孢克肟都是抗生素，都可治细菌感染类疾病的道理是一样的。

病证兼备是指既有病又有证，包括"病证相合"与"病证不合"。病证兼备之病证相合，即病与证处于相同病机或在病机上互属一致，如脾虚证候的腹泻病。在病证相合的前提下，一病可有多证、一证可有多病。既有同病同证、同病异证者，又有异病同证、异病异证者。在治疗上，同证（病机相同相类）者同治，故同治者有同病也有异病；异证（病机不相同相类）者异治，故异治者有异病也有同病。需采用辨证论治或辨证论治兼顾辨病论治的方法，此为"真性辨证论治"或"典型辨证论治"。病证兼备之病证不合，即病与证并不处于相同病机或病机互不相属，如腹泻病兼有心血瘀阻的证候表现。治疗需采用不同治则组合的辨证论治方法，或采用药物加减等方法以兼顾证与病。此为"假性辨证论治"或"非典型辨证论治"。评价病证兼备的疗效有四种结果：① 病证均愈。② 病证未均愈。③ 病愈证未愈。④ 证愈病未愈。

案 潘某，女，42 岁，2020 年 9 月 7 日初诊。右侧偏头痛反复发作 10 年，平均每周发作 1～2 次，疼痛较甚，头痛可持续 1 日。有高血压病史，血压高时头痛加剧。顷诊：头痛，右手指麻木，诉近日又出现尿频、尿急伴腰酸，夜寐欠安易醒，醒后难再入睡，每夜睡 5～6 小时，舌偏红，苔薄，脉细弦。当日尿常规检查：白细胞（+++），白细胞 97.5 个 /μL，细菌 1 569.7 个 /μL。

处方：川芎 30 g，白芷 30 g，细辛 10 g，吴茱萸 10 g，蒲公英 30 g，马齿苋 30 g，瞿麦 12 g，合欢皮 30 g，夜交藤 30 g，酸枣仁 20 g，7 剂。

二诊（2020 年 9 月 14 日）：服药后偏头痛即止并未再发作，手指不麻；尿频、尿急仍未尽除，但腰酸减轻，当日尿常规检查为正常；且睡眠改善，醒后可再入眠，每夜可达 7～8 小时。补诉夜间时有小腿挛急，舌脉同上，血压 160/100 mmHg。上方加芍药 60 g，炙甘草 12 g，7 剂。

三诊（2020 年 9 月 21 日）：偏头痛已 2 周未作，尿急已无，尿频减少，当日尿常规检查正常，夜寐安，小腿挛急减轻，舌淡红，苔薄，脉细弦。上方续服 14 剂以资巩固。

按：本案临床表现主要有三：偏头痛、淋证（尿感）、不寐。首先，在整体上可以将本案理解为"有病无证"，病指偏头痛、尿感、失眠三病并见，三病之间并不存在有机统一的内在病机，即无法用一元论病机串联所有的临床表现，各病有各不相同的病机，故分别采用了三种相当于辨病论治的方法：① 对头痛采用清代陈士铎《辨证录》救破汤[2, 3]加吴茱萸，活血行气，祛风散寒止痛。② 对尿感采用自拟尿感方[4-7]清利下焦湿热。③ 对不寐采用合欢皮、夜交藤、酸枣仁宁心安神。

以上治法属于"叠加"或"复合"的辨病论治模式，采用了不同治则组合的治疗方法。从表面看，本案偏头痛、尿感、失眠三病并存而三病并治，似属辨证论治，但假设本案只有偏头痛或只有尿感一种病，便可清晰地看出其更接近于辨病论治而非辨证论治，三病自有其不同的病机，而且其病机之间似并无内在关联，辨证论治兼顾病机互不相属的"病"，因此本案属于假性辨证论治而非真性辨证论治。

另外，在本案"有病无证"采用辨病论治或假性辨证论治的基本模式下，仔细分析可知，某些"病"多少还是存在"些微证候（小证候）"，例如头痛兼有右手指麻木，在病机上概属气血不和，用救破汤活血行气后，手麻随头痛一并消除。就此局部情况来看，头痛、手麻似有"病证兼备"且"病证相合"之微义，用救破汤活血行气、止痛止麻亦可算是"真性辨证论治"。至于淋证、尿频、尿急兼腰酸，可理解为"有病无证"，也可理解为"病证兼备"之"病证相合"，但无论何种看法，治疗并无差别，淋证消除，尿频、尿急、腰酸自然随之消除或减轻；尿感的治疗只是本案三病之一的局部治疗，故在整体上依然是"辨病论治"的范畴。

综上所述，辨证论治并不是中医唯一的治疗方法。辨证论治有"真性"与"假性"之分，前者适用于"病证兼备"且"病证相合"者，后者适用于"病证兼备"而"病证不合"者。中医除了辨证论治外还可辨病论治，有证无病则辨证论治，有病无证则辨病论治。有时真性辨证论治与假性辨证论治难以截然划分，往往真性辨证论治中包含假性辨证论治，反之亦然。

如果进一步再引入西医的疾病概念，则中医还可根据西医疾病的发病机制和中药现代药理学进行辨病论治[8]。例如，本案二诊时患者诉夜间小腿抽筋，加用了大剂量芍药甘草汤。芍药甘草汤的传统功效是缓急止痛，有助于防治头痛；其现代药理证明能缓解横纹肌痉挛以减缓小腿抽筋（参见2017年2月10日《上海中医药报》刊《舒缓痉挛横纹肌》），还能缓解血管平滑肌痉挛而有助于降低血压，这种治疗方法大致属于辨西医之病的辨病论治的范畴，与上述辨中医之病的辨病论治又有所不同。近年来大量"病证结合"模式的临床研究及中药新药研发，其"病"是指西医学的疾病，其"证"是指中医证候，与上述不包括西医疾病概念的单纯中医病证的临证辨治思维又有所不同。

由于临床的复杂性，上述一系列概念互相交错，边际划定有时很困难，或因人而异；"辨病"与"辨证"的异同也需要具体情况具体分析。无论如何，有关传统中医辨证论治认知的阐述，是基于临床实际情况的临证思维新模式，与治疗决策、处方用药及疗效获取密切相关。

（张烨整理）

第三章
肝胆系病

7. 十年耳鸣治"肝痹"

案 蒋某，女，55岁，2020年7月6日初诊。双耳鸣响10年余，左肩背胀痛，全身筋骨活动不利，自觉咽中有血腥气，平素长期睡眠不佳。曾于外地医院梅花针叩击膀胱经等处治疗，皮肤出血呈黏稠块状。舌淡红，苔薄腻，脉细弦。

血府逐瘀汤加减：当归12 g，生、熟地黄各12 g，桃仁12 g，红花12 g，川芎12 g，川牛膝12 g，赤、白芍各12 g，柴胡12 g，枳壳9 g，甘草9 g，合欢皮15 g，威灵仙12 g，14剂。

二诊（2020年7月20日）：服上药后，耳鸣明显减轻，背痛亦缓解，添诉白昼尿频，舌淡红，苔薄，脉细弦。上方加竹茹6 g，半夏12 g，予方28剂。

三诊（2020年8月24日）：患者诉困扰其10余年的耳鸣已经消除，且自服药以来，左肩背胀痛明显减少，全身筋骨轻松，咽中血腥气及白昼尿频等症均告消失。今诉仅有轻微口咸感觉，舌脉同上。续守上方14剂。

四诊（2020年9月7日）：患者诉服药后自觉有"寒气"吐出，全身舒畅，耳鸣未再。吐露发病缘由：10年前开始夫妻关系不睦，心结难解，诸症皆从彼时而起。顷诊唯肩背筋骨关节活动仍觉欠利，上方加伸筋草30 g，续予14剂。

五诊（2020年9月28日）：患者诉药后精神状态明显改善，面色进一步好转，口气稍凉，寐佳，自觉肩背舒畅，无耳鸣及视物模糊，舌淡红，苔黄腻，脉细弦。上方加干姜12 g，枸杞子12 g，14剂。

按：从表面来看，本案耳鸣 10 余年，伴咽中血腥气、肩背胀痛、筋骨活动不利、梅花针叩击皮肤出血黏稠，种种迹象暗示患者瘀血内蕴，符合"久病必有瘀"，故治以血府逐瘀汤活血化瘀获得了令人满意的疗效。

本案耳鸣及其伴随症状似有古代"肝痹""筋痹"之风。患者咽中有血腥气，最早可见诸孙思邈《千金翼方》描述："津液唾血腥臭者，肝痹也。"患者夜寐欠安与尿频，与《素问·痹论》"肝痹者，夜卧则惊，多饮，数小便"的临床表现相似，以上皆为"肝痹"表现。患者肩背胀痛、筋骨活动不利又与《素问·长刺节论》"病在筋，筋挛节痛，不可以行，名曰筋痹"之描述吻合。肝主筋，筋痹与肝痹密切相关，筋痹日久不愈可致肝痹，如《素问·痹论》云："筋痹不已，复感于邪，内舍于肝。"

部分肝痹其实可以理解为郁证性病证。因肝痹可因七情不遂所致，并有情志类疾病临床表现。《类经》曰："肝藏魂，肝气痹则魂不安。"《内经博议》曰："凡七情过用，则亦能伤脏气而为痹，不必三气入舍于其合也……用力不息而致乏竭，则痹聚在肝。""肝痹者，肝气郁而血不荣筋之症也。"《症因脉治》曰："肝痹之因，逆春气，则肝气怫郁，恼怒伤肝，则肝气逆乱，惊动魂魄，则肝气不宁，皆成肝痹之症也。"《圣济总录》曰："肝痹多惊悸，神思不安。"

综上，肝主藏血，为血府之所在，治疗"肝痹""筋痹"都需要养血活血化瘀。又肝主疏泄，本案或因肝失疏泄，气机郁滞，日久血瘀，清阳不升，耳窍失养，发为耳鸣等症。血府逐瘀汤内含有四逆汤，既有疏肝解郁作用又有理气以助活血之意，一举两得。因此，本案无论肝痹也罢，筋痹也罢，无论肝不藏血，血府壅滞也罢，肝失疏泄，气机郁滞也罢，从多角度来看，用血府逐瘀汤治疗都是十分贴切的，加合欢皮、威灵仙及半夏、竹茹，协助解郁化痰，舒筋通络，服药 6 周，耳鸣连同其他诸症均告消失。

本案诊疗给出以下提示：① 本案一系列临床表现如按现有"约定俗成"的一般证候概念来看，难以理解各种症状之间的内在关系；但是如果根据"肝痹""筋痹"辨证，则发现各种散在的临床表现原是出于同一病机。②肝为血府，血府逐瘀汤活血化瘀，必有助于肝主疏泄生理功能的发挥，况方内含四逆汤具有疏肝解郁作用。③耳鸣不能固执于"肾开窍于耳"之说，耳鸣与肝的关系同样值得重视，甚至或许比肾更加重要。

根据本案发病缘由及其症情，可以判为郁证性耳鸣，活血化瘀法为治郁法则之一。尽管上案取得了良好的临床疗效，但耳鸣依然是一个十分难治的病证，尚需积累更多经验以证实其疗效的重复性。

（王莹、李威整理）

8. 排除胆石鸡内金

案　许某，男，37 岁，2019 年 2 月 28 日初诊。主诉：胆总管结石，阻塞性黄疸，经内镜逆行性胰胆管造影术（ERCP）取石术后，胆囊尚存泥沙样结石。2018 年胆结石腹痛发作 3 次。顷诊：神疲乏力，长期寐差（自家庭变故及孩子出生后出现，诉旅游情绪好转时睡眠亦好转），多思多虑，长期情绪不畅，营养状况欠佳，形体消瘦，舌淡红，苔黄腻，脉细弦。

处方：金钱草 90 g，生鸡内金粉 10 g（吞服），白芍 15 g，海金沙 30 g（包煎），柴胡 12 g，黄芩 12 g，合欢皮 30 g，酸枣仁 15 g，14 剂。

二诊（2019 年 3 月 14 日）：寐差易醒多梦，夜尿 2～3 次，夜间足底灼热，胆结石无腹痛发作，舌淡红，有齿痕，苔薄白，脉细弦。上方酸枣仁增至 60 g，加夜交藤 30 g，生龙骨、牡蛎各 30 g（自备再加红枣 7 枚，龙眼肉 7 枚），14 剂。并嘱其如果长期服药不方便，可以去药店购买鸡内金，研磨成粉，每日吞服 10 g。

二诊后服药至 2019 年 3 月底，此后未继续服中药汤药，而是采取建议每日吞服鸡内金粉 10 g，并加服冬瓜汁，持续 2 个月，之后体检 B 超复查提示胆囊内泥沙样结石完全消失。

按：《素问·缪刺论》曰："邪客于足少阳之络，令人胁痛不得息。"《灵枢·本藏》曰："胆胀者，胁下满而痛引小腹。"《症因脉治》曰："肝胆主木，最喜条达，不得疏泄疏通，胆胀乃成。"以上描述与胆囊炎、胆结石的临床表现相近。胆乃中精之腑、清净之腑，以通为用。肝胆相为表里，胆汁的生成、排泄有赖于肝之疏泄，肝失疏泄则胆汁易于郁结，日久酿成砂石。饮食不节致湿热蕴结肝胆，情志不畅致肝郁气滞，均为胆结石形成的常见病因。国医大师徐景藩说胆囊炎、胆结石十有其七具有情志不畅、易郁善怒的表现。本患者即有显而易见的情志不畅临床表现，与胆结石的形成不无关系并互为因果，诚如我们团队所谓"因郁致病"。故在治疗上，既要治"病"——利胆祛石，又要治"郁"——疏肝解郁。本案处方用药不过区区数味，但体现了以上两个治疗原则。

就疏肝解郁来看，处方用药又兵分两路，一路以柴胡疏肝、白芍柔肝、黄芩清肝、龙骨与牡蛎平肝；一路以合欢皮、酸枣仁、夜交藤养心安神，龙骨也有助于镇惊安神。我们团队将从郁论治分为狭义与广义，按此观点，疏肝理气解郁及养心安神定志，皆属于典型的狭义从郁论治范畴。疏肝解郁在这里其实有两层含义，一是针对患者情志不舒、不寐等郁证表现，二是疏肝解郁有助于利胆而促使胆汁分泌顺畅，以消除其可能形成新的成石成分，并协助胆石的排出。

虽然如此，但疏肝解郁毕竟难以排除已然形成的胆囊结石，排石尚需排石药。处方中金钱草、海金沙、鸡内金即是"三金汤"，如再加郁金则为"四金汤"，是排石常用方。许多临床报道其治疗胆结石、肾结石有效。值得提出的是，我们运用三金汤有两个特点：第一个特点是金钱草用量甚大，一般至少 30 g，多达 120 g，本案用至 90 g。既往曾用 90～120 g 大剂量金钱草为主治疗一例肾结石，治疗前 B 超下左侧肾下盏见 13 mm×8 mm 大小结石，治疗后 B 超复查左肾结石完全消失（见 2014 年 7 月 25 日、8 月 1 日、8 月 8 日《上海中医药报》刊《金钱草排肾结石》）。在本书"21. 排石大量金钱草"文中，再次介绍了重用 90 g 金钱草为主排出右肾结石的验案。以上案例表明，金钱草剂量越大，排石效果越好。大剂量金钱草暂未见不良反应。第二个特点是治疗胆结石喜用生鸡内金磨粉吞服的方式。即使患者愿意长期服用中药汤剂，也嘱其将鸡内金磨粉吞服，同样 10 g 鸡内金，煎煮服用与磨粉吞服的药物利用度及药效不可同日而语，无疑后者更好。从这个角度来看，磨粉吞服也更有利于节约药材。对于不方便长期服用汤药的患者来说，鸡内金磨粉吞服尤其适合且受欢迎，因其经济实惠方便。本案患者服用汤药 4 周后，胆囊内仍有泥沙结石；之后每日 10 g 鸡内金粉分 2 次吞服，服药 2 个月后，体检时胆囊结石完全消失，明证鸡内金单味药磨粉吞服排石有效。

鸡内金为药最早见于《神农本草经》，载其"主泄利"。张锡纯在《医学衷中参西录》中说："鸡内金，鸡之脾胃也。中有瓷石、铜、铁皆能消化。真善化瘀积可知。"现代药理研究显示，鸡内金主要由胃蛋白酶、淀粉酶、角蛋白等构成，能促进消化液分泌，增强小肠推进作用。消石化石祛石宜用生鸡内金而非炙鸡内金，后者用于消化不良为好。

患者提到在吞服鸡内金粉的同时，还每日饮用了冬瓜汁。民间有认为冬瓜汁可以排肾结石、胆结石。冬瓜有利尿作用，排肾结石或许有一定的道理，但是否有助于排胆结石，尚待证明。

相较于胆囊的大型固体结石，似本案泥沙样结石更容易排除些；由于解剖结构的问题，排除胆结石一般来说要难于排出肾结石。

（朱蕾蕾整理）

9. 胆囊结晶消无形

案 刘某，男，32 岁，2020 年 7 月 6 日初诊。主诉：间歇性右上腹疼痛 5 个月余，胃胀，偶餐前胃脘部刺痛，大便干，舌淡红，苔薄黄，脉细弦。2020 年 6 月 18 日外院腹部彩超示：脂肪肝，肝囊肿，胆囊胆固醇结晶 6 mm×4 mm，胆囊息肉。2020 年 6 月 23 日胃镜示：胃窦部轻度慢性非萎缩性胃炎。西医予口服质子泵抑制剂治疗，上述症状未见明显缓解。

患者以间歇性右上腹疼痛 5 个月余为主，至于胃窦部轻度慢性非萎缩性胃炎，偶尔胃脘刺痛、痞胀，已服用质子泵抑制剂治疗，故拟选胆囊胆固醇结晶为中医治疗的靶标。予四逆散、四金汤并结合中成药胆宁片中部分用药处方：柴胡 12 g，丹参 30 g，白芍 30 g，枳实 15 g，郁金 15 g，金钱草 30 g，海金沙 30 g（包煎），生鸡内金 10 g，虎杖 15 g，白茅根 30 g，14 剂。

二诊（2020 年 7 月 20 日）：药后右上腹疼痛即止，时有不适，唯药后大便日 3～4 次。丹参 15 g，白芍 15 g，枳实 12 g，郁金 12 g，金钱草 60 g，茯苓 15 g，白术炭 15 g，14 剂。即保留首诊方中的丹参、白芍、枳实、郁金、金钱草，并在剂量上做出调整，除金钱草增量外，其余均减量；在此基础上加茯苓 15 g，白术炭 15 g，增强健脾止泻作用，14 剂。

三诊（2020 年 8 月 17 日）：右上腹不适减少，大便次数亦减少。柴胡 12 g，白芍 30 g，枳实 12 g，虎杖 30 g，金钱草 60 g，海金沙 30 g（包煎），郁金 12 g，鸡内金 10 g（研末吞服），白茅根 30 g，木香 9 g，14 剂。即复用首诊方去丹参，加木香，鸡内金采用研末吞服。

四诊（2020 年 8 月 31 日）：大便一日一行，余无不适，舌脉同上。上方去木香，金钱草增至 90 g，14 剂。考虑以上 14 剂服毕时，服药达 8 周，遂开具腹部 B 超检查单，嘱其下次来诊时先空腹行 B 超检查。

五诊（2020 年 9 月 14 日）：复查腹 B 超示脂肪肝，胆囊壁毛糙，胆囊隆起性改变，考虑胆囊息肉可能，胆囊内未见胆固醇结晶。本案经治 8 周，胆囊胆固醇结晶终告消失。为巩固疗效，改予简易方：金钱草 60 g，虎杖 30 g，鸡内金 10 g（研末吞服），14 剂。

按：胆结石根据其成分可分为胆固醇性结石、胆色素性结石和混合性结石 3 种类型。近年来，随着饮食结构的变化及肥胖人群的增加，胆结石的发生率也随之增加，其中超过九成为胆固醇性胆结石。胆囊中胆固醇结晶的形成与早期胆结石形成的病理机制类似，一般多与不健康的饮食习惯（如不吃早餐、高脂饮食、餐后零食）及喜静少动的生活方式有关，造成胆囊内胆固醇、胆汁酸、卵磷脂及胆盐比例失调，胆囊排空无力或延迟，胆汁黏度增高，胆固醇在胆囊内析出晶体并附着于胆囊壁上，形成直径为 2～3 mm 的多发胆固醇结晶，在 B 超下表现为具有"彗尾征"的粟米样颗粒；若病情进一步发展下去，则大部分胆固醇结晶会最终形成胆固醇性胆囊结石。

胆固醇结晶（石）的非手术治疗主要包括排石与溶石。排石可通过增强肝脏谷氨酰半胱氨酸合成酶、谷胱甘肽还原酶的活性，促使胆汁分泌增多，加强胆囊收缩以促进排石，代表药物如分泌性利胆药物茴三硫（胆维他）；溶石一般通过降低胆汁中胆固醇的饱和度，促进胆固醇结晶（石）的分散与溶解，代表药物如熊去氧胆酸（优思弗）。但药物溶石率并不高，且耗资、费时、易复发。在这样的情况下，运用中药治疗以祛除胆囊内胆固醇结晶，大有可为。

胆汁为肝所生，储之于胆，泌之于肠，以助消化。胆为六腑之一，以通为用。因此，治疗胆结石的主要法则为疏肝利胆，通腑导滞，也可间使理气健脾，活血清热药物。金钱草、鸡内金、海金沙、郁金具有不同程度的化石作用，是排除胆结石及肾结石的常用药物。本案金钱草用量甚大，从一诊时的 30 g 逐步增加到 90 g。金钱草即"神仙对坐草"，初见于《本草纲目拾遗》，原治"黄胆初起，又治脱力虚黄"。现代药理研究发现金钱草含有黄酮类等多种成分，其提取物能明显减少离体胆囊平滑肌条收缩，表明有松弛胆囊平滑肌，增加胆囊排空的作用。在"8.排除胆石鸡内金"中曾介绍过以鸡内金粉为主成功排除胆结石的案例。本案在治疗过程中用柴胡、木香疏肝理气，枳实散痞消积，白芍缓急止痛并有助于促进胆囊（管）收缩，虎杖通腑降浊并助丹参活血，白茅根清热凉血；患者初服药后因腹泻，二诊时去虎杖，加茯苓、白术炭健脾止泻。药物进退潇洒，剂量增减自如，每诊处方药物多不过10味，少则3味，若不精准把握药性，莫能如此。经治8周，胆囊结晶消弭无形。

（王莹、李威整理）

第四章
脾胃系病

 10. 单味白芷治胃痛

案1 周某，女，55岁，2005年11月15日初诊。主诉：胃痛7个月余。患者素有胃痛史，4月起加重迄今半年多，每遇寒或食硬物后易发胃痛。每日夜间疼痛，常因痛而醒，程度剧甚，痛在剑突下及左上腹，伴胃胀、嘈杂、嗳气、泛酸，时常胃肠间辘辘有声，舌痛，口腔溃疡，平素易怒。胃镜示慢性萎缩性胃炎（轻度），HP（＋）；病理示胃窦炎症（＋＋＋），活动（＋＋），萎缩（＋＋）。舌淡红，苔黄腻，脉细弦。药用白芷50 g，甘草15 g，白芍30 g，肉桂10 g，7剂。

二诊（2005年11月22日）：患者服药4剂即胃痛大减，近2日已不觉胃痛，嗳气止，口腔溃疡愈，泛酸亦明显减少。后经巩固调理而诸症痊愈。本案用药芍药甘草汤加白芷、肉桂。芍药甘草汤缓急止痛，能治疗痛证；肉桂散寒止痛，是我们治疗胃痛、痛经等痛证的常用药。

案2 郑某，男，71岁，2010年2月12日就诊。主诉：中脘隐痛三四日，略痞胀，易疲劳，舌淡红，苔薄，脉细弦。药用白芷50 g，7剂。服白芷第3剂后，中脘疼痛止，唯胃轻微痞胀。

案3 张某，女，52岁，2010年4月20日就诊。主诉：胃脘隐痛3个月。既往慢性胃炎史数年，反复胃脘隐痛。舌淡红，苔薄腻，脉细弦。2008年胃镜示慢性浅表性胃炎伴糜烂。药用白芷50 g，7剂。服用白芷单味药3剂后，胃脘疼痛即止，仅偶尔胃隐痛。2011年5月5日胃镜检查示浅表性胃炎伴胆汁返流，顷刻胃时隐痛。再予白芷、白芍甘草汤及小柴胡汤加味治疗。

按：考白芷乃是民间验方白芷甘草汤的组成药物，1982 年张甫圣在《山东中医药杂志》"白芷甘草汤治疗胃痛"一文中，介绍了其以白芷甘草汤治疗胃痛的经验。而后孟祥才得张甫圣启发，就白芷甘草汤治疗胃痛进行临床验证，于 1983 年在《山东中医药杂志》以"白芷甘草汤重复有效"为题做了报道。其后又有进一步的发挥，我们认为白芷甘草汤的核心药物是白芷，加用甘草固然好，不用甘草也无不可，上述病案印证了单味白芷治疗胃痛的疗效是经得起复制的。

白芷，味辛性温，具有散风除湿，通窍止痛，燥湿止带，消肿排脓等多种功效。《本草逢原》谓："白芷辛香升发，行手阳明。性温气浓，行足阳明。"《本草汇言》谓其："上行头目，下抵胃肠，中达肢体，遍通肌肤以至毛窍而利泄邪气。"《药性论》谓："止心腹血刺痛及顺呃逆，明目，止泪出，女人血崩沥血，腰痛，能蚀脓。"《本经逢原》谓："今人用治肠痈，有败脓血淋露不已，腥秽殊甚，遂致脐腹冷痛，需此排脓。"白芷可广泛用于治疗风寒感冒、阳明头痛、眉棱骨痛、鼻塞鼻渊、带下、疮疡肿痛诸多病证。其中，止痛是白芷的重要功能，基本可用于治疗诸如头痛、眉棱骨痛、牙痛、舌痛、胃痛、痛经、肢体骨节疼痛等全身各部位的多种痛证。《滇南本草》谓："止阳明头痛之寒邪，四时发热，祛皮肤游走之风，止胃冷腹痛，寒痛。"《本草经疏》谓"辛香散结，而入血止痛"等。

胃痛原因虽多，最为多见的无非一是寒凝胃痛，二是气滞胃痛，三是血瘀胃痛。白芷辛温，气味芬芳，能祛风散寒，故适用于寒凝胃痛；白芷"走气分，亦走血分"（《冯氏锦囊秘录》），故既适用于气滞胃痛，又适用于血瘀胃痛。但因白芷辛燥发散，不适用于阴虚胃痛，如《本草害利》所言"燥能耗血，散能损气，有虚火者忌"，除非把握剂量并注意药物配伍煎制。

现代药理表明，白芷中有效成分为挥发油和香豆素类化合物，具有镇痛、解痉、抗炎抑菌多种作用。白芷乙醇提取物如水合氧化前胡素、佛手柑内酯是其镇痛的效应物质基础。白芷挥发油对疼痛模型大鼠 β-内啡肽前体物质前阿黑皮素有明显升高作用。白芷香豆素镇痛作用与阿片受体和脑内单胺类神经递质有关，明显减少血清一氧化氮的合成可能是其发挥镇痛作用的重要机制。此外，白芷具消肿与止痛、生肌与敛疮的双重调节治疗作用，既能消除局部炎症，又能促进溃疡愈合，临床上可用于治疗胃十二指肠溃疡、慢性胃炎等。除了止痛，白芷还能改善痞胀、嗳气、恶心呕吐等诸般症状。总之，白芷芳香化浊，温中散寒，消肿止痛，为治胃痛之要药。根据经验，以单味白芷治疗单纯胃痛剂量宜大，一般为 30～50 g，尚未见不良反应。类似白芷及白芷甘草汤小方治疗胃痛等病症，充分体现了中医药简、便、验、廉的优点。

（颜雅萍整理）

11. 芍药甘草降胃逆

案 李某，男，64 岁，2020 年 9 月 16 日初诊。患者饮一瓶红酒后，即出现胃痞、嗳气、反酸、时有反流物至咽部，至今已有 1 周余。尤其令患者痛苦的是嗳气频发，从早到晚平均间隔 5～10 秒钟即发生不由自主的连续嗳气，止后隔数秒钟又复发作，苦不堪言。患者诉嗳气不能自主控制，此前从未有过此类症状，无胃病史。精神气色尚可，食欲、大便、睡眠基本正常，舌淡红，苔薄，脉细弦。

处方：生白芍 60 g，炙甘草 9 g，煅瓦楞 60 g，14 剂。

二诊（2020 年 9 月 30 日）：患者服药 5 剂后，嗳气不再，现已服完 14 剂药，反酸明显减轻。大便每日一行，量多，质较前为软，尚成形。胃镜检查报告示食管多发上皮增生，慢性胃炎伴胆汁反流，十二指肠球部溃疡（H1），HP（＋）。另诉有前列腺肥大，小便较为频繁，白昼平均 1 小时 1 次，夜尿 1 次。舌淡红，苔薄，脉细弦。

处方：党参 12 g，炒白术 12 g，茯苓 12 g，甘草 9 g，柴胡 12 g，黄芩 12 g，半夏 12 g，丹参 30 g，蒲公英 15 g，车前子 15 g（包煎），白芍 15 g，瞿麦 12 g，王不留 10 g，14 剂。建议行 HP 根除治疗。

按：患者虽自诉无胃病史，但胃镜检查示胃炎及愈合的十二指肠溃疡已非一朝一夕。患者因自认没有胃病，饮食宜忌不太注意，一瓶红酒下肚，胃、食道的症状立即显现。嗳气连作，中医看来是饮食不慎所致的胃气上逆。通常以旋覆代赭石汤之类和胃降逆，再加煅瓦楞、白螺蛳壳制酸。基于多年芍药甘草汤古方新用的经验，使用药味更简单，大剂量白芍配甘草，再加大剂量煅瓦楞，三味药即起效。关于芍药甘草汤的妙用，我们团队曾有多篇文章介绍[8-14]。具体到这位患者，大剂量芍药甘草汤有缓解胃肠道平滑肌痉挛的作用，而且有研究显示随着用量增大，其作用相应增强。但是随着剂量增大，芍药甘草汤也表现出通腑的"副作用"。是以二诊时，特意询问患者排便情况，果然有大便量多、质软的表现。但胃肠以通为用，只要没有造成腹泻，也可以认为"通腑"是一种治疗作用。看病向来不应仅推崇辨证论治，辨病论治往往也可事半功倍。二诊以四君子汤养胃善后，小柴胡汤疏肝利胆，和解枢机。因患者补诉前列腺疾病尿频，故加用治疗前列腺炎的经验方。

（朱蕾蕾整理）

 ### 12. 反流反胃非等同

反流多见于胃食管反流病，症见反酸、烧心、胸痛、呕吐、咽喉不适等。并非所有胃食管反流病患者均会出现反流的症状，如部分非糜烂性胃食管反流病。因此，有必要将反流分为"机制性反流"与"症状性反流"两类。机制性反流泛指胃内容物反流入食管的病理机制；症状性反流则是指在无恶心、无干呕、无腹部收缩、不用力的情况下，出现胃内容物上溢至食管、咽部或口腔，多于餐后1小时出现，卧位、弯腰或腹压增高时可加重，部分可发生在夜间入睡时。症状性反流必定存在机制性反流，但机制性反流未必存在症状性反流。由于机制性反流一般无明显的症状，故前来求诊的患者多为症状性反流。

案1　宋某，男，35岁，2016年5月3日初诊。自幼反流，伴嗳气，反酸少，胃脘隐痛，乏力，纳差，舌淡红，苔薄黄，脉缓。反流性食管炎，浅表糜烂性胃炎。治以辛开苦降，调畅气机，和胃降逆。

半夏泻心汤、保和丸、芍药甘草汤加减：半夏12 g，黄芩12 g，黄连6 g，党参12 g，干姜9 g，旋覆花10 g（包煎），茯苓12 g，陈皮9 g，莱菔子9 g，焦三仙各12 g，白芍15 g，甘草9 g，香附12 g，砂仁6 g，7剂。患者2016年5月17日复诊诉反流止。

案2　余某，女，79岁，2019年2月14日初诊。反流至咽，多发作于食后30分钟，已有5年余。胃痞纳呆嗳气，时有反酸；平素怕冷，受寒易胃痞，得热则舒，大便2～3日一行，量少排难，舌淡红，苔黄腻，脉细弦。慢性胃炎，反流性食管炎。治以消食和胃，调畅气机，息嗳降逆。

半夏泻心汤、保和丸、芍药甘草汤加减：半夏12 g，黄芩6 g，黄连3 g，生晒参9 g，干姜9 g，神曲12 g，焦山楂12 g，茯苓12 g，莱菔子15 g，枳实12 g，白芍30 g，甘草9 g，甘松10 g，火麻仁15 g，7剂。

二诊（2019年2月21日）：反流不再，胃痞减轻，反酸止，嗳气少，大便时难，舌痛。治以导滞通腑，调畅气机，和胃降逆。

木香槟榔丸、芍药甘草汤处方：木香12g，槟榔12g，青、陈皮各12g，枳实12g，莱菔子30g，火麻仁30g，苏梗12g，陈香橼皮9g，黄连9g，煅石膏12g（先煎），白芍30g，甘草9g，焦三仙各12g，7剂。

三诊（2019年2月28日）：反流不再，胃痞再减，偶泛酸，大便畅。

案3 程某，男，75岁，2015年6月21日初诊。反流，偶泛酸，食后胃胀痛，大便不爽，溏泻后重感（滞泄），舌淡红，苔薄黄，脉细弦。治以消食和胃，导滞通腑，调畅气机，清肝泻火，缓急止痛。

半夏泻心汤、保和丸、木香槟榔丸、左金丸、芍药甘草汤加减：半夏20g，干姜12g，黄芩12g，黄连12g，吴茱萸2g，煅瓦楞30g（先煎），神曲15g，焦山楂12g，茯苓12g，炒白术12g，槟榔12g，木香12g，竹茹10g，紫苏梗12g，枳壳12g，白芍30g，甘草12g，7剂。

二诊（2015年6月28日）：反流、胃胀痛均减轻，大便稀爽。

处方：葛根30g，黄芩9g，黄连10g，吴茱萸2g，炒白术15g，茯苓15g，山药12g，炮姜12g，煅瓦楞30g（先煎），神曲12g，焦山楂15g，白芍15g，炙甘草12g，延胡索30g，14剂。

三诊（2015年7月12日）：反流、胃胀痛止。

案4 王某，女，80岁，2015年3月24日初诊。反流至咽下（天突）伴呕吐4～5年，平均每周发作2次，遇凉加重，胃痞纳少，舌淡红，苔薄白腻，脉细弦。治以消食和胃，理气化痰，降逆止呕。

保和丸、温胆汤、芍药甘草汤加减：神曲12g，焦山楂12g，茯苓12g，半夏15g，陈皮12g，竹茹10g，莱菔子6g，党参15g，白芍30g，炙甘草12g，煅瓦楞30g（先煎），旋覆花10g（包煎），7剂。

二诊（2015年4月3日）：服药1周内未发生呕吐，反流大减，纳增。

按：由上可知，治疗反流治则主要有益气健脾、清肝泻火、降逆止呕、清热解毒活血、消食和胃、导滞通腑、理气化痰、调畅气机、疏肝解郁等，常用方剂有四君子汤、（香砂）六君子汤、左金丸、温胆汤、木香槟榔丸、半夏泻心汤、保和丸等。

（香砂）六君子汤益气健脾，对于消化道功能紊乱以及食管下括约肌松弛引起的反流具有促进胃、食管平滑肌收缩的作用。左金丸清肝泻火，降逆止呕，且制酸，对于胃食管反流引起的食管黏膜炎症具有修复抗酸作用。木香槟榔丸行气导滞，通腑泄热，保和丸消食和胃，对于胃排空障碍、胃容受性舒张功能受损或胃肠道动力紊乱引起的反流具有促进胃平滑肌蠕动的作用。温胆汤理气化痰，清胆和胃，宁胆安神，半夏泻心汤辛开苦降，调畅气机，兼具解郁，对于脑-肠轴影响胃肠激素分泌所致的动力反应异常、食管高敏感性、胃肠道动力紊乱引起的反流具有调节作用。

2020年10月18日曾受邀在第11届世界中医药联合会国际消化会议作题为《经方治疗顽固性反流——兼论反流与反胃》的学术报告，在这份报告中，我们团队首次提出了"反流"的中医病证属性的问题。

中医古籍并无与胃食管反流直接相对应的病证名，一般根据临床表现分别归属于"吐酸""吞酸""呕苦""嘈杂"等范畴；1997年《中华人民共和国国家标准·中医临床术语·疾病部分》在"脾胃病类7.3"中首次将其命名为"食管瘅"；现代中医又多将反流等同于反胃（胃反）。但其实"反流"不等同于反胃，两者鉴别如表4-1。

表4-1　反胃与反流因症脉治鉴别表

鉴别点		反胃	反流
疾病范畴		各种胃十二指肠疾病并发或引起幽门部痉挛、水肿、狭窄、梗阻，或胃动力紊乱引起胃排空障碍	胃食管反流病、胃轻瘫、硬皮病等引起食管性反流与胃十二指肠反流
临床特点	呕吐	朝食暮吐，暮食朝吐	偶有呕吐，无朝食暮吐、暮食朝吐
	反流	一般无症状性反流	部分有症状性反流
	其他	脘腹痞胀，宿谷不化	烧心、反酸、胸骨后灼痛、咽喉不适或喘咳
西医治疗方法		禁食，胃肠减压，纠正水电解质酸碱平衡紊乱，必要时行外科手术	质子泵抑制剂＋促胃动力剂
主要中医证治 *		脾胃虚寒：丁蔻理中汤、丁香透膈散 痰浊阻碍：导痰汤、木香调气散 瘀血积结：膈下逐瘀汤 胃中积热：竹茹汤、大半夏汤	肝胃郁热：柴胡疏肝散 胆热犯胃：小柴胡汤 气郁痰阻：半夏厚朴汤 瘀血阻络：血府逐瘀汤 中虚气逆：旋覆代赭汤 脾虚湿热：黄连汤

注：* 反胃摘自《实用中医内科学》，反流摘自《胃食管反流病中医诊疗专家共识意见》（2017）。

此外，"反流"还需与呕吐（吐逆）、吐酸（泛酸）、噎膈及食管瘅鉴别。呕吐（吐逆）是指胃中食物或痰涎由胃中上逆而出，其中呕为有声有物，吐为有物无声，但症状性反流仅为胃内容物上溢至食管。吐酸（泛酸）是指泛吐酸水，酸水由胃中上泛随即咽下者为吞酸，不咽下而吐出者为吐酸；症状性反流除反胃酸外，尚可伴有胃内容物上反。噎膈，噎为噎塞，吞咽时哽噎不顺，膈为格拒，饮食不下，或食入即吐，而症状性反流一般并无吞咽困难、食入即吐的特点。食管瘅是指因染受邪毒，或因刺激性饮食及毒品的损伤，或因郁热内蕴，以及长期胃气上逆等，使食管受损，脉络瘀滞，以胸骨后灼热感与疼痛、嘈杂等为主要表现的内脏瘅（热）病类疾病。其定义与因机证治与症状性反流不甚吻合。

我们团队倾向于中医直接采用西医学"反流"概念，完善补充"症状性反流"之（西医）病（中医）证结合的因机证治，提出相应的辨证论治、辨病论治或辨证论治与辨病论治相结合的治疗方法。唯其如此，才能更好地指导临床实践。

（耿琦整理）

13. 芍药甘草制反流

在"12. 反流反胃非等同"一节中，几乎对每个反流案例都配合使用了芍药甘草汤。不仅如此，甚至还有以芍药甘草汤为主治疗反流者，同样获效卓著。如果理解了"11. 芍药甘草降胃逆"文中内容，便有助于理解本节案例以芍药甘草汤治疗反流的机制所在。

案 1 刘某，男，39 岁，2014 年 10 月 17 日初诊。主诉：反流反酸、嗳气胃痞 3 年余。口苦，舌红，苔薄白腻，脉细弦。

处方：半夏 12 g，厚朴 12 g，茯苓 12 g，党参 12 g，苍、白术各 12 g，甘草 9 g，黄连 12 g，吴茱萸 3 g，煅瓦楞 60 g（先煎），海螵蛸 30 g，浙贝母 6 g，金银花 15 g，煅石膏 15 g（先煎），升麻 12 g，射干 10 g，玄参 12 g，麦冬 12 g，干姜 9 g，14 剂。

二诊（2014 年 10 月 28 日）：服上药后反酸减半，胃不痞，口苦减，但仍有反流。白芍 60 g，炙甘草 12 g，煅瓦楞 30 g（先煎），海螵蛸 30 g，7 剂。

三诊（2014 年 11 月 20 日）：患者因事未能按时就诊。今来告知服上药 7 剂后，持续 3 年余之反流减少七成，顷诊仅有反酸，舌红，苔厚黄腻。三仁汤、藿朴夏苓汤、左金丸加减善后。

案 2　姚某，女，39 岁，2014 年 7 月 22 日初诊。主诉：餐后反流，每日 1 次，伴嗳气、胃嘈杂不适，大便每日 1～2 次。舌嫩红，苔黄，脉细弦。既往有浅表性胃炎史。

处方：党参 12 g，炒白术 9 g，茯苓 9 g，半夏 12 g，陈皮 12 g，香附 12 g，砂仁 3 g（后下），煅瓦楞 30 g（先煎），白芍 30 g，甘草 12 g，火麻仁 15 g，郁李仁 15 g，莱菔子 15 g，枳实 12 g，14 剂。

二诊（2014 年 8 月 12 日）：反流大减，在服药 2 周内仅有 3～4 次，嘈杂止，略有嗳气。白芍 50 g，炙甘草 12 g，枳实 15 g，莱菔子 15 g，7 剂。反流进一步减轻。

案 3　岑某，女，75 岁，2014 年 5 月 20 日初诊。每日下午 3 点后反流伴反酸嗳气、胸骨后灼烧感，此疾已有 20 余年，间断发作；饮食不慎（如食用红薯、面类）易发，服奥美拉唑有所好转，停服诸症复作。舌淡红，苔中黄，脉细弦。

处方：黄连 12 g，吴茱萸 2 g，浙贝母 6 g，石膏 20 g（先煎），忍冬藤 30 g，蒲公英 30 g，丹参 30 g，降香 10 g，白芍 40 g，黄芩 12 g，金银花 12 g，茯苓 12 g，山药 15 g，半夏 15 g，7 剂。

二诊（2014 年 5 月 27 日）：服上药至第 4 剂，反流反酸、胸骨后灼烧感均止（未服用奥美拉唑），顷诊牙龈溃疡，口热而干。原方 7 剂。

三诊（2014 年 6 月 3 日）：牙龈溃疡止，饮食稍有不慎则又有反流嗳气，偶反酸，无胸骨后灼烧。原方加旋覆花 10 g，7 剂。

四诊（2014 年 6 月 10 日）：诸症几止。原方去石膏、忍冬藤、白术、金银花，14 剂。

五诊（2014 年 6 月 24 日）：偶有反流至咽，但较前减轻八九成（原先每日反流 4～5 次，现 1 周 5～6 次）。白芍 60 g，炙甘草 12 g，7 剂。

六诊（2014 年 7 月 1 日）：服用芍药甘草汤期间反流未发生。白芍 30 g，炙甘草 12 g，7 剂。

七诊（2014 年 8 月 22 日）：服用芍药甘草汤无反流，但停药 1 周以后，反流、胸骨后烧灼感似又欲起；续服芍药甘草汤后，反流立止。顷诊纳呆，大便不成形。党参 12 g，炒白术 12 g，茯苓 12 g，神曲 12 g，焦山楂 12 g，半夏 12 g，陈皮 12 g，炒麦芽 12 g，7 剂（患者仍有多余芍药甘草汤，嘱其加入）。

至今将近 2 个月未有反流。诉服六诊方后舒适，无反流、无反酸、无胸骨后烧灼感、纳增。

按：如要讨论芍药甘草汤治疗反流的机制所在，首先有必要知悉引起胃食管反流的机制以及芍药甘草汤的现代药理作用。胃食管反流的机制主要如下。

（1）抗反流屏障功能减弱：正常吞咽时食管下括约肌（low esophageal sphincter，LES）反射性松弛，压力下降，食管蠕动推动食物进入胃内，随后压力又恢复到正常水平，并出现一个反应性的压力增高以防止食物反流。胰酶素、胆囊收缩素、生长抑素、抑胃肽、肠血管活性肽、酪神经肽等内分泌激素异常分泌，或食管裂孔疝、糖尿病引起的周围神经病变，或吸烟、食用含有咖啡因食物，服用吗啡、盐酸哌替啶、多巴胺、镇静安眠药及钙通道阻滞剂等，或妊娠呕吐等使食管下括约肌压力降低，抗反流功能减弱，引起反流。胃食管交界处解剖结构如因食管手术或食管裂孔疝等原因发生变化，也可导致抗反流作用减弱，引起反流。

（2）食管廓清能力降低：正常情况下，反流物进入食管可引起继发性蠕动收缩，从而将反流物重新排入胃内。当食管蠕动力因食管炎、贲门失弛缓症等原因减弱，不能将反流物及时清除时，可导致反流。

（3）胃排空功能障碍：胃排空功能障碍时胃内压升高，当胃内压增高超过 LES 屏障压时，可导致反流。胃部术后迷走神经损伤、糖尿病导致的胃轻瘫、药物因素、精神因素等均可引起胃排空功能障碍从而导致反流。

芍药甘草汤现代药理作用主要有两大方面。一是对平滑肌具有双向调节作用，可调节平滑肌的痉挛和松弛、舒张与收缩、蠕动过度与不足、蠕动节律快与慢及节律紊乱[15-16]；二是缓急止痛作用，可通过调节平滑肌蠕动节律、恢复脏器功能而止痛[17]。因此我们认为，芍药甘草汤可广泛用于治疗多种与平滑肌、横纹肌张力异常有关的疾病。

结合胃食管反流机制与芍药甘草汤药理作用，我们大致可以理解其有效的作用机制。对于 LES 松弛或食管平滑肌蠕动异常、食管廓清能力下降及胃排空功能障碍引起的反流，芍药甘草汤既可促进食管、胃平滑肌的收缩，又可双向调节其蠕动节律，从而达到抗反流的作用；对于弥漫性食管痉挛、贲门失弛缓症，或胃容受性舒张功能受损引起的反流，芍药甘草汤可舒张食管、胃平滑肌起到解痉止痛及抗反流的作用；对于胃肠道动力紊乱引起的反流，芍药甘草汤可和胃降逆，息嗳止呕，畅腑通便，调节胃肠道蠕动节律。

芍药甘草汤和胃降逆，畅腑通便，缓急止痛，对平滑肌具有双向调节作用，可调节平滑肌的痉挛和松弛、舒张与收缩、蠕动过度与不足、蠕动节律快与慢及节律紊乱，同时还可通过调节平滑肌蠕动节律、恢复脏器功能而发挥止痛的作用，对于各种因素引起的胃食管平滑肌功能障碍均具有调节作用。

事实上除反流外，芍药甘草汤还可治疗诸多与平滑肌、横纹肌张力异常有关的疾病，包括食管裂孔疝、胃黏膜脱垂、慢性胃炎胃痛、顽固性嗳气、肠道功能紊乱腹痛肠鸣、膈肌痉挛、贲门失弛缓症、帕金森病流涎、压力性尿失禁（遗尿）、阴吹、转筋（小腿抽筋）及各类痛证（背痛、胁痛、脐周压痛、睾丸痛）等。以上均是基于西医学疾病的发病机制与芍药甘草汤的现代药理学研究成果有机结合，是古方今用、经方新用的大胆尝试，是辨病论治或辨证论治结合辨病论治的大胆创新。中医药如要传承、发扬、创新，这方面的探索是必不可少的。

（耿琦整理）

14. 知常达变治痛泻

作为《上海中医药报·临床荟萃》的专栏作者，我们曾在 2009 年 9 月 11 日《肝郁脾虚非痛泻》文中对痛泻要方治疗肝郁脾虚证痛泻提出了一系列见解：痛泻可以缘于肝郁，也可以不缘于肝郁；肝郁可以伴有痛泻，也可以不伴有痛泻；无论是疏肝解郁作用、健脾止泻作用，还是缓急止痛作用，治疗肝郁脾虚证痛泻均以逍遥散优于痛泻要方。

案1 李某，女，60 岁。有失眠、强迫症、抑郁症，10 多年来每日大便 2～3 次，不成形，伴泡沫，早餐后必有便意，舌暗红，苔黄腻，舌下静脉瘀曲显露，脉细涩。肠镜检查无异常发现。西医诊断：肠易激综合征；中医诊断：泄泻，证属肝郁脾虚；治以疏肝健脾。

逍遥散加味：柴胡 12 g，白芍 12 g，甘草 6 g，当归 9 g，白术 20 g，茯苓 30 gg，薄荷 5 g，山药 20 g，车前子 30 g，马齿苋 30 g，蒲公英 20 g，7 剂。

二诊： 服上药仅 1 剂，大便即减为日行 1 次，且成形、无泡沫，早餐后再无便意，续方 7 剂巩固疗效。

按： 尽管上案泻前并无腹痛，因患者患有强迫症、抑郁症并有失眠，依然判为肝郁脾虚而以逍遥散加味治疗获效。如前所提出的学术见解或思想观点，都是基于临床实践。"痛泻"临床表现是多种多样的，泄泻未必都伴有腹痛，还有不伴腹痛却伴有胸痛的临床表现；治疗除了用逍遥散外，还可用龙胆泻肝汤进行治疗。

案 2 孙某，男，36 岁，2011 年 9 月 20 日初诊。解大便前有胸脘部疼痛，痛后旋泻，泻后痛止，每日达 3～4 次，苦此疾已有 2 年，且有口苦口臭，舌红，苔黄腻，脉细弦。胸脘疼痛泄泻，口苦口臭，舌红苔黄腻，提示其主要病机是肝胆湿热而非肝郁脾虚，治疗非痛泻要方所宜，逍遥散似亦欠妥，当以丹栀逍遥散和（或）龙胆泻肝汤清泻肝火，兼清利肝胆湿热。

处方：山栀子 12 g，黄芩 12 g，柴胡 12 g，生地黄 20 g，泽泻 15 g，车前草 15 g，当归 9 g，白芍 30 g，炙甘草 12 g，炒白术 12 g，茯苓 15 g，焦山楂 12 g，7 剂。

二诊（2011 年 9 月 27 日）：痛泻减少至每日 1～2 次，伴有肠鸣，口苦未减，舌红，苔黄，脉细弦。原方加延胡索 30 g，徐长卿 15 g，葛根 30 g，茯苓增至 30 g，10 剂。

三诊（2011 年 10 月 7 日）：痛泻明显减轻，每日大便 1 次、偶尔 2 次，肠鸣止，唯晨起口苦仍未除，舌嫩红，苔黄腻，脉细弦。以龙胆泻肝汤为主治疗。

处方：龙胆草 9 g，山栀子 15 g，黄芩 15 g，柴胡 12 g，生地黄 12 g，当归 12 g，泽泻 15 g，车前子 15 g，白芍 40 g，炙甘草 15 g，延胡索 30 g，葛根 30 g，焦山楂 15 g，青蒿 12 g，火麻仁 15 g，徐长卿 15 g，黄连 10 g，7 剂。

四诊（2011 年 10 月 14 日）：口苦止，大便每日 1 次，形质正常，再无痛泻发生。

按： 肝与泄泻关系同样十分密切。《素问·至真要大论》曰："厥阴司天，民病胃脘当心而痛，冷泄腹胀，溏泄，病本于脾；阳明司天，民病左胠胁痛，腹中鸣，注泄鹜溏，病本于肝。"即肝病与脾病同样可以导致泄泻。唐容川《血证论》解释其机制曰："肝性主疏泄，食气入胃，全赖肝木之气疏泄之，而水谷乃化，设肝之清阳不升，则不能疏泄水谷，渗泄中满之证在所难免。"说明肝失疏泄会影响脾胃功能而引起泄泻。通常称此种泄泻为"肝泄"。朱丹溪在《脉因证治》提出了治疗原则"气泄者，躁怒不常，伤动其气，肝气乘脾而泄，脉弦而逆，宜调气。飧泄者，春伤于风，肝旺受病而传于脾，至季夏土而泄，宜泻肝补土"，并进一步给出治疗方药。可用"炒白术、炒芍药、炒陈皮、防风"，此即痛泻要方的由来。

需要知道的是，痛泻要方远非治疗肝泄的唯一方剂，例如：明代医家薛己注解王纶《明医杂著》提出："若胁胀、善怒、泻青，此肝乘脾虚也，宜六君加柴胡、升麻、木香。"孙文胤《丹台玉案·泄泻门》提出："泄泻两胁痛，名曰肝泄，以芍药为君，佐以白术、茯苓、苍术、浓朴、青皮、甘草。"秦景明《症因脉治·泄泻论》提出对于肝郁化火泄泻者，以龙胆泻肝汤、左金丸、柴胡栀连汤、栀连戊己汤、加味逍遥散去当归、丹皮治之。清代陈士铎在《辨证录·腹痛门》中认为治疗肝泄"方用逍遥散加减最妙"。

可见治疗肝泄痛泻方药随机应变、方药种类甚多。肝泄痛泻除了泄泻以外，一般有腹痛。肝泄可以不伴有疼痛的症状，即便伴有疼痛也未必一定是腹痛，如本案即表现为"胸脘疼痛"。关于这一点，古籍早有述及，如上述"民病左胠胁痛"（《素问·至真要大论》）、"两胁痛"（《丹台玉案》）等。从本案观之，在辨证上抓住胁痛、口苦、舌红、苔黄腻等要点，认为患者为肝经湿热内蕴，疏泄失司，乘于脾土而致痛泻。故予龙胆泻肝汤、丹栀逍遥散加减以清肝泄热，健脾渗湿，疏肝理气，使患者两年之疾，一月而愈。

肝泄之治，当补脾疏肝，此治之常也。然临证之时，尚需根据患者实际辨证结果，将清肝泻火、清热利湿、柔肝健脾、益气升提、理气化痰、缓急止痛等治法有机结合，灵活运用，知常达变，方为全面。

（张涛整理）

15. 久泻久利乌梅丸

我们认为《伤寒论》厥阴病篇"蛔厥者，乌梅丸主之。又主久利"似应改为"久利者，乌梅丸主之。又主蛔厥"。因为乌梅丸治疗久利久泻效如桴鼓，远甚于治疗蛔厥，何况现今蛔厥症在临床上已经很少能遇到了。历史上也有医家提出过类似疑问，如柯韵伯认为："仲景此方，本为厥阴诸证之法，叔和编于吐蛔条下，令人不知有厥阴之主方。观其用药，与诸症符合，岂止吐蛔一症耶？"

乌梅丸以乌梅为君，味酸入肝能敛阴柔肝以制木；配炮姜、附子、细辛、肉桂、川椒辛温之品，能温脏驱寒；黄连、黄柏苦寒之品，能燥湿清肠；党参、当归补养气血。《医宗金鉴》云："此药之性，酸辛甘苦、寒热并用，故能解阴阳错杂、寒热混淆之邪也。"

细观乌梅丸之组方，不难看出其中有大建中汤（干姜、蜀椒、人参）、四逆汤（干姜、附子）、当归四逆汤（细辛、当归、桂枝）、黄连汤（干姜、黄连、人参、桂枝）及干姜黄芩黄连人参汤（干姜、黄连、人参）等数枚经方核心药物的踪影。大建中汤温中补虚，降逆止痛，主治虚寒腹痛；四逆汤温脾肾之阳，主治阳虚寒厥；当归四逆汤温经散寒，养血通脉，主治阳虚血寒凝滞；黄连汤寒热平调，和胃降逆，主治上热下寒；干姜黄芩黄连人参汤清上温下，辛开苦降，功效略同于黄连汤。乌梅丸融酸辛甘苦、寒热补泻于一炉，实非一般君臣佐使组方理论所能完美解释得了、实非一般寒热错杂所能概括得了、实非一般见识可以理喻得了的。

张景岳提出"泄泻无不由脾胃"，李中梓《医宗必读》提出淡渗、升提、清凉、疏利、甘缓、酸收、燥脾、温肾、固涩治泻九法，这些原则并没有在乌梅丸组方中得到多大体现，但并不妨碍乌梅丸能够有效地治疗久泻久利。甚至相反，对于健脾燥湿、淡渗升提、甘缓疏利、温肾固涩等一般治法无效的顽固性或难治性泄泻，用乌梅丸治疗往往可以效出意表，这在某种程度上颠覆了常规的认知。

乌梅丸适用于病程缠绵、便次频多的泄泻，或有腹痛及腹部不适，便质带黏液黏冻甚或脓血，大便或有里急后重感。有寒热并存的征象，寒象如苔白或白腻，恶寒畏风，胃寒肠冷，腹痛喜温喜按，平素怕冷，受寒或食冷则症状加重；热象如脘腹灼热感，口苦臭干，舌质红，苔色黄；大便带有黏液黏冻也可理解为肠道有热,《金匮要略·五脏风寒积聚病脉证并治第十一》:"有热者,便肠垢。"肠垢即肠中黏液垢腻包括脓血,多为肠热表现。我们认为运用乌梅丸治疗泄泻不必苦苦寻找一定要有寒热并存的征象,但凡久泻久利用一般辨证论治方法无效者,值得投乌梅丸一试[19]。

案 1 朱某,男,71 岁,2017 年 11 月 2 日初诊。主诉:泄泻持续 5 个月余。平均 1 日泄泻五六次,便质如水样,并夹见黏冻。其间曾行结肠镜检查并摘除肠息肉,但泄泻依然不减少,无腹痛及排便不尽感。舌淡红,苔薄黄腻,脉细弦。既往有胆结石、胆囊炎病史。

处方:乌梅 12 g,细辛 3 g,肉桂 12 g,党参 12 g,附子 9 g,川椒 12 g,炮姜 12 g,黄连 12 g,黄柏 12 g,当归 12 g,山药 30 g,白扁豆 12 g,木香 9 g,黄芩 12 g,赤石脂 15 g,禹余粮 15 g,槟榔 9 g,7 剂。

二诊(2017 年 11 月 30 日):患者诉服上药时泄泻即止,但停药后则又复发。再予上方 14 剂,其中炮姜减至 6 g。

三诊(2017 年 12 月 28 日):腹泻减少至 1 日 2 次,基本恢复如常。予乌梅 12 g,细辛 3 g,肉桂 9 g,党参 12 g,附子 9 g,川椒 12 g,干姜 9 g,黄连 9 g,黄柏 12 g,当归 12 g,肉豆蔻 12 g,地榆 15 g,椿根皮 15 g,14 剂,以资巩固。

按:首诊予乌梅丸、香连丸及赤石脂禹余粮汤加味。泄泻将近半年,不可谓不久,乌梅丸主之;水样泻有滑脱之象,故联合赤石脂禹余粮汤加强固涩,再加用 1/3 参苓白术散健脾顾护中洲;大便带有黏冻提示肠垢实热,故配以香连丸加黄芩、槟榔加以清利。服药有效、停药则病情反复,说明该方有效。三诊治疗原则同前,简化处方。

案 2 吴某,女,52 岁,2017 年 11 月 16 日初诊。患者自 1996 年因治疗"病毒性脑炎"使用大量抗生素后出现长期泄泻,反复至今,曾长期服用益生菌,症状迄无好转。每日泄泻 6～7 次,便质呈糊状并夹有不消化食物,伴腹痛发作,泻后痛减,排便有不尽感,畏寒,多汗,夜寐欠安。曾因血压偏低出现多次晕厥。舌淡红,伴有齿痕,苔薄,脉细弦。

乌梅丸合木香槟榔丸加减:乌梅 12 g,细辛 3 g,肉桂 12 g,党参 12 g,附子 12 g,干姜 12 g,川椒 12 g,黄连 12 g,黄柏 12 g,当归 12 g,石榴皮 12 g,焦山楂 12 g,木香 12 g,槟榔 12 g,枳壳 12 g,莱菔子 12 g,生白术 15 g,14 剂。

二诊（2017 年 11 月 30 日）：服药后腹泻、腹痛症状明显减轻，大便 1 日减少至 3～5 行。上方去石榴皮，加赤石脂 15 g，禹余粮 12 g，14 剂。

三诊（2017 年 12 月 14 日）：大便仍有滑泄倾向。上方再加诃子 12 g，莲肉 12 g，14 剂。

四诊（2017 年 12 月 28 日）：困扰患者 21 年的腹痛、腹泻、滑泄、畏寒等症终于均有明显减轻，现大便 1 日 2 次。再以下方善后：乌梅 12 g，细辛 6 g，肉桂 12 g，党参 30 g，附子 12 g，川椒 12 g，干姜 9 g，黄连 9 g，黄柏 12 g，当归 12 g，葛根 30 g，焦山楂 30 g，莲肉 12 g，诃子 12 g，禹余粮 12 g，赤石脂 12 g，石榴皮 12 g，山药 30 g，地榆 15 g，椿根皮 15 g，14 剂。

按：久泻频泄，乌梅丸加石榴皮或赤石脂禹余粮汤主之。便质呈糊状并含不消化食物，故加焦山楂、莱菔子以助消化。腹泻同时兼有排便有不尽感，我们将其称为第四种大便异常——"滞泄"，也创新性地提出了"滞泄"病脉证治。即"滞泄"是便秘、泄泻、痢疾以外的第四种大便异常表现形式，其临床特征为大便次数增多，具有泄泻便次频多的特征；同时大便难以排尽伴有不尽感，有便秘便艰或痢疾里急后重的特征。"滞泄"有多种治疗方法，其中"通因通用"或"通止兼用"为常用有效方法[20]。本案在以上止泻药基础上，又加用了木香、槟榔、枳壳、莱菔子等"通腑"药，构成"通止兼用""止多通少"的治疗原则。

《吕氏春秋·本味》是中国历史上第一部论述烹饪学的经典著作，记述商汤一代名厨烹调之圣伊尹论调味真谛："调合之事，必以甘、酸、苦、辛、咸。先后多少，其齐甚微，皆有自起。鼎中之变，精妙微纤，口弗能言，志弗能喻。"意即调味无非甘、酸、苦、辛、咸，但是用什么、用多少，先用什么、后用什么，差别微细，皆有定规，方合口味。在急火、慢火控制之下，鼎中食物与五味发生微妙变化，去腥臊而出美味，其奥妙道理简直难以语言表达。烹调如此，中医处方煎药更是如此，不仅要调和五味，更要据病选方择药、斟酌配伍、厘定剂量；每诊之后，针对病情变化及时做出加减调整。以上通过乌梅丸的临床运用似乎说清楚了其中道理，实际"若射御之微，阴阳之化，四时之数"，还有很多说不清的地方，但是我们要朝说清楚的方向去努力。

（李威整理）

16. 胆源泄泻崇古治

泄泻是临床常见病，由于现代手术技术的发展和对疾病认识的深入，胆源性泄泻在现代临床中逐渐被认知，在临床患者中亦较多见。那么我们从中医角度如何认识胆源性泄泻，辨证分析及治疗从何入手？现将重析"胆源泄泻治琢磨"（见 2009 年 8 月 21 日《上海中医药报》）的心得体会分享如下。

案　患者，男，62 岁。主诉：腹泻、大便不成形、混有胆汁 20 余年，伴口疮反复发作。患者 20 年前因胆囊炎合并胆总管阻塞，行胆囊切除术并十二指肠奥迪括约肌成形术。手术 20 余年以来，长期腹泻，平均 1 日 3 次，大便质稀，粪便中易混杂黄色胆汁，反复发作口疮（刻下无口疮），易疲劳，睡眠欠佳，舌质偏红，苔黄厚腻，脉细弦。

《脾胃病·脾胃胜衰论》云："如脉缓，病怠惰嗜卧，四肢不收，或大便泄泻，此湿胜，从平胃散。"与患者反复腹泻、易疲劳、苔黄厚腻，主症颇为相符，唯脉象不同。从东垣治法，首诊予平胃散治之，然疗效了了。《脾胃病·脾胃胜衰论》又云："若脉弦，气弱自汗，四肢发热，或大便泄泻，或皮毛枯槁，发脱落，从黄芪建中汤。脉虚而血弱，于四物汤中摘一味或二味，以本显证中加之。或真气虚弱，及气短脉弱，从四君子汤。"患者脉细弦，然无自汗、四肢发热；易疲劳亦可理解为真气虚弱，然无脉虚。二诊取折中之法，加用黄芪、四君子汤，然初用未中。舍平胃散，改予补中益气汤加减继服，患者症情改善，遂加大党参、白术、黄芪、茯苓药量以增其效，腹泻、混有胆汁等诸症向愈。

按：补中益气汤出自《脾胃病·饮食劳倦所伤始为热中论》。热中论是李东垣的重要学术观点之一，他认为"脾胃气衰，元气不足，而心火独盛"是热中的核心病机。李东垣说："火与元气不两立，一胜则一负。"是对热中论实质的进一步阐释，结果导致很多人纠结于"相火"是不是"元气之贼也"的辩论。现代有学者认为其实质是由于脾胃内伤，化生风、湿、热、燥邪气，致使经络营卫运行不利而产生。笔者认为有一定道理，以脾胃元气损伤化火导致内邪丛生来阐释似乎更符合李东垣原旨。其实《素问·六微旨大论》有言："亢则害，承乃制，制则生化，外列盛衰，害则败乱，生化大病。"金元医家多崇古训，因此此处的"不两立"强调的并非对立关系，而是制约关系。用现代语言来描述也可以理解为由于元气不足，人体代偿性地产生功能亢进，即"化火"。这也为李东垣自创治疗本证的代表方剂补中益气汤明确了治则："唯当以辛甘温之剂，补其中而升其阳，甘寒以泻其火则愈矣。"

李东垣认为："湿、胃、化，热、小肠、长，风、胆、生，皆陷下不足，先补则：黄芪、人参、甘草、当归身、柴胡、升麻，乃辛甘发散，以助春夏生长之用也。"补中益气汤即以上述药物为主组成。其中将黄芪、人参、甘草称为"除湿热、烦热之圣药也"，认为柴胡、升麻起升清之效。又黄芪、人参、（炙）甘草属甘温之品，升麻、柴胡皆微寒之药，性味有差，故可分为两组。但是如果就此简单认为黄芪、人参、（炙）甘草仅起"补其中而升其阳"的作用，而升麻、柴胡仅作"甘寒以泻其火"之效，显然是不对的。结合段首李东垣自身观点，前三药应还可通过补元气而制（降）阴火，后两药还可通过升清阳而补不足。两者有类同之功效，却有性味之差异，故其取效之途径可能亦不同。

回看医案。患者停药后复发，且此次出现口腔溃疡。既然补中益气汤主药可分为两组，于是采用其惯用的临床试验思路，将方中升麻、柴胡去除，以观察疗效。结果患者胆汁便好转，口腔溃疡仍有反复，停药胆汁便又如故，反复如此三次皆有效，足以证明甘温补元气组合对胆汁便疗效明确。然反思本次试验尚有欠缺。如果不用甘温补元气组合，换用甘寒泻火组合效果如何？如果用原方，加强泻火之力，患者口腔溃疡的治疗是否可以更为顺利？虽然本案未能揭示答案，但是如果我辈临证能完成未尽事宜，那么是否就可以将本次试验完善，让我们的临证思维和手段前进一步。

本案患者当属于临床常见的胆汁酸性腹泻，是胆囊切除术后患者常见的并发症，在该人群中比例可高达 65.5%，在慢性腹泻患者中其发病率也高达 50%，在回肠切除／右半结肠切除术的慢性腹泻患者中约占 89%，在克罗恩病行肠切除术的慢性腹泻患者中发病率高达 92%，在腹泻型肠易激综合征中约占 25%。目前临床治疗主要以考来烯胺等胆汁酸螯合剂为主。目前为止胆汁酸性腹泻的机制尚不完全清楚。现在已知的有：一是过多胆汁酸引发肠道电解质失衡诱发渗透压改变；二是胆汁生成的负反馈机制失常导致过量分泌；三是肠道菌群失调、慢性胰腺炎等疾病引起肠道胆汁重吸收减少。显然补中益气汤的治疗作用是通过多途径、多靶点实现的，但具体机制仍需要我们进一步深入进行研究。以此类推我们还可以在各类结肠切除术、腹泻型肠易激综合征患者中辨证使用补中益气汤或四君子汤进行治疗。

崇于古，而不拘泥于古。在临床中活用《脾胃病》理论取得了良好的疗效，并通过临床试验的方法剖析古方古法，对我们提高临床技能起到了积极指导作用的同时，为如何学习中医提供了新的方法途径。

（顾志坚整理）

 ## 17. 冬夏膏方治便秘

膏方作为一种剂型，先有外用后有内服。早在《山海经》中就有记载以羊脂类膏药涂擦皮肤防治皲裂。膏方内服始于汉代，《金匮要略》大乌头煎即具膏方雏形，后有《本草纲目》益母草膏、《寿世保元》茯苓膏等。唐代开始用膏方养生，宋元时期江浙一带以膏方冬令进补，清代用膏方补养之风开始盛行，沿袭至今。

一些人将膏方理解为就是冬令进补膏滋方。其实膏方作为中医八大剂型之一，可"煎膏代汤丸"，故不仅具有强身健体、未病先防的作用，也可用于调理部分慢性病；不仅冬令可用，其他季节同样可用。秦伯未曾言"膏方并非单纯之补剂，乃包含救偏却病之义"。用膏方治疗或调理慢性病具有口感较好，便于携带，服用方便，免除每日煎煮麻烦等优点。

案　陆某，女，58 岁，2019 年 12 月 5 日初诊。主诉：便秘数十年。便质干而排便艰涩，平均 3～4 日一行，伴脘腹胀满，需依赖通便药物方能排便。神疲乏力，性格易急躁，多思虑。舌淡红，边有齿痕，苔薄黄，脉细弦。胃肠镜检查无明显异常。服用过诸多中西通便药物，难奏长效。

处方：生黄芪 500 g，生地黄 500 g，玄参 400 g，麦冬 500 g，桑葚子 500 g，当归 300 g，枳实 300 g，厚朴 150 g，木香 150 g，槟榔 150 g，牵牛子 300 g，肉苁蓉 500 g，葶苈子 200 g，生白术 1 000 g，白芍 1 000 g，炙甘草 120 g，黑芝麻 250 g 炒研调入，核桃肉 250 g 炒研调入，冰糖 500 g，黄酒 500 g，阿胶 350 g。

二诊（2020 年 8 月 24 日）：患者述服膏方期间，大便每日 1 次，排便顺畅，无需再用其他通便药物；并觉浑身轻松，心情舒畅，纳寐俱佳。在膏方服完后的几个月中，仍时有便秘，但总体较前排便稍畅。顷诊近日又大便 2～3 日一行，值此夏季膏方时节，再求一料。去冬膏方基础上再加火麻仁 300 g。

患者自开始服第二料膏方以来，大便每日 1 次，排便顺畅。

按：以上除却酒糖辅料外，冬季膏方合计 19 味药、夏季膏方合计 20 味药，分兵八路共同指向润肠通便这一靶标。一路药为滋阴养血，润燥通便。增液汤养阴增液，滋燥润肠；桑葚子滋阴补血，生津润肠；当归活血补血润肠；黑芝麻补益肝肾精血而润肠燥；阿胶补血滋阴润燥。二路药为温补肾阳，润肠通便。肉苁蓉补肾阳，益精血，润肠通便；核桃肉补肾温阳，润燥滑肠。以上阴阳互配，以防过于滋腻。三路药为行气消积导滞。枳实、厚朴、木香、槟榔、牵牛子理气化痰湿，行气消积滞。四路药为润下。火麻仁润肠通便。五路药为生津润枯或化湿导滞。炒白术补气健脾，焦白术健脾止泻，生白术燥湿利水，但大剂量生白术有生津润枯或化湿布气而通利大肠的作用。《伤寒论》第 179 条载："伤寒八九日风湿相搏，身体疼烦，不能自转侧，不呕不渴，脉浮虚而涩者，桂枝附子汤主之。若其人大便鞭，小便自利者，去桂加白术汤主之。"暗示大剂量白术有助于治疗便秘。《王旭高医书六种》注释为"白术生肠胃之津液，大便硬是肠之津液干枯，故加白术"。而《温病条辨》云"湿凝气滞，三焦俱闭，二便不通"，提示湿阻气滞，津液不能正常输布，非但小便不通，亦且可致肠道传化糟粕失常，如是则生白术或通过化湿凝、导气滞而通大便。现代药理证实白术对肠道具有双向调节功能，大剂量白术有促胃肠动力作用。六路药为泄肺气壅闭而通调水道。肺与大肠相表里，葶苈子泻肺化痰，肺气开则肃降顺，通调水道，有利于以上润肠药更好地发挥通便作用。七路药为促进肠道蠕动。芍药甘草汤不仅具有酸甘化阴、缓急止痛作用，更具有双向调节胃肠平滑肌的作用；大剂量芍药甘草汤具有一定的通腑排便作用，此为古方今用的临床经验（参见"11. 芍药甘草降胃逆""13. 芍药甘草制反流"）。八路药为补益正气，增强体质。黄芪健脾益气，有助于振奋机体及胃肠功能；合当归（当归补血汤）补气生血，合行气药可增导滞作用，合芍药甘草汤即含自拟"参芪芍药甘草汤"意，可进一步增强芍药甘草汤促进消化道平滑肌蠕动的作用。

本案服用膏方以治疗慢性习惯性便秘为主要目的，辅以扶正补虚，故所选药物大多具有滋阴血、补气阳，又有润肠通便作用。患者服用后不仅大便通畅，而且精气神也有改善而自觉"浑身轻松"。膏方不仅冬令服用，夏季也可以服用，四季均可服用，有病治病，无病强身，扶正祛邪。将膏方仅仅理解为是冬令进补膏滋方的观点有失狭隘。

（郭敬镕整理）

第五章

肾 系 病

 ## 18. 尿频辨治门道多

案 斯某，女，65岁，2011年8月23日初诊。自2011年3月起尿路感染反复迁延不愈，尿频、尿急并有滴沥不尽感；自起病以来每日昼夜小便次数平均达20次以上，其中夜尿多达7～8次；同时伴有口苦，乏力，饮食无味，舌淡红，苔黄腻，脉细弦。素患阴道炎。辨证为湿热下注之淋证，用龙胆泻肝汤合清心莲子饮为主加减治疗。经治后口不苦、尿不急，尿检白细胞逐渐减少直至转阴。此后调理其他不适，但持续尿频未见缓解。

二诊（2011年12月16日）：尿频，平均每小时小便1次，尿速慢，夜尿仍多达7～8次，腰膝酸软。患者补充说：尿频在情绪紧张或郁闷时加重；因长期受尿频困扰，痛苦难忍，再加上近来家中繁事纷扰，常会产生自杀的念头。舌暗红，苔薄腻，脉细弦。尿检白细胞25/μL，红细胞阴性。

处方：附子12 g，肉桂10 g，山药15 g，山萸肉12 g，茯苓、茯神各15 g，生黄芪15 g，覆盆子9 g，益智仁30 g，乌药9 g，蒲公英30 g，远志6 g，五味子12 g，酸枣仁15 g，甘草6 g，予14剂。

三诊（2011年12月30日）：服药2周后，尿频明显减少，原白天平均每小时1次，现在减少至2～3小时1次；原夜尿7～8次，现减少至4次左右。舌暗红，苔薄腻，脉细弦。尿检白细胞10/μL（正常值0～28/μL），红细胞阴性。上方继续服用14剂。

四诊（2012年1月20日）：尿频进一步减少，白天平均3小时以上1次，夜尿2～3次。原来昼夜24小时内小便可达20余次，现总计5～6次，昼夜小便次数如同常人。尿常规检查均正常。上方加石菖蒲12 g，再予7剂以巩固疗效。

按：临床会遇到一些慢性尿路感染患者，经过治疗以后，虽然尿常规检查已转为正常，提示尿路感染已愈，但尿频不减，此种尿频的原因很复杂，也许与患者"慢性尿感反复发作迁延难愈"的自我心理暗示有关，此已属于"精神神经性尿频"的范畴了。事实上，患者说尿频在紧张郁闷时明显，情绪悲观甚至产生自杀念头，可以佐证其尿频为精神神经性尿频，称为"郁证性尿频"[21-22]。

单纯尿频还类似消渴中的下消症。《金匮要略·消渴小便不利淋病脉证并治第十三》载："男子消渴，小便反多，以饮一斗，小便一斗，肾气丸主之。"按照张仲景的看法，小便频多是消渴病的表现之一，虽然说的是男子，其实不拘性别，男女都有。何况这位患者还有腰膝酸软等肾亏表现，可以看作是肾虚阳气衰微，失却主水功能，不能化气以摄水液，但流膀胱，导致小便频多。因此在治疗上，主要采用肾气丸为主，用肉桂易桂枝并加黄芪，目的是为了加强气化膀胱的作用；配合应用缩泉丸加覆盆子（桑螵蛸价格较贵，为减轻患者负担，故未用），目的是为了加强缩泉的作用，标本同治；加载安神定志丸主要药物以安定神志以助睡眠，也有助于"郁证性尿频"的治疗，盖睡眠不佳则容易起床小解，睡眠佳则起床小解当随之而减；加蒲公英是因为其除了清热解毒外还有利湿通淋作用，"利小便""利膀胱"（《滇南本草》），肃清余毒，以兼顾防治淋证，实际也有兼顾防治尿感与阴道炎的意图在内。

进一步展开来讲，本案患者可能尚有老年性阴道炎，也可引起阴痒尿频甚至尿中白细胞微量增多，如按西医思维，该患者也可诊断为尿道综合征，与老年女性雌激素水平降低有关。治疗单纯尿路感染，多用清热解毒通淋方药，现用肾气丸补肾益天癸为主，加黄芪补气增强机体免疫力，蒲公英清热解毒，利尿通淋，扶正不忘祛邪，皆出于治未病理念以防患于未然之意，体现了中医辨证、辨病治疗相结合的临证思维。不仅如此，再加上养心安神类药物，看病治人，身心兼调。

《金匮要略》说"饮一溲一"，本案却并无口渴多饮。仲景原文确有饮水盈斗之意，但着眼点还是在于小便多。从常识来看，"饮一溲一"可以理解为水出入量平衡，本案虽无口渴引饮症状，其小便频次虽多，必尿量少而不多，否则将难以维持人体水平衡。《金匮要略》将消渴与小便不利、淋病合并在一起讨论，即暗示小便过多、不利、淋病之间在病机上互有关联。肾虚造成小便频次多是病机之一，至于性别及饮水量可灵活理解，不必纠缠。

（朱蕾蕾整理）

 ### 19. 病证结合止尿遗

案　朱某，女，81岁，2016年5月17日初诊。主诉：尿失禁数年。咳嗽、喷嚏即小便失禁湿裤，伴腰痛，头晕。既往有高血压、糖尿病、腰椎间盘突出。舌淡红，苔薄，脉细弦。

处方：生黄芪30 g，当归50 g，补骨脂30 g，骨碎补30 g，川牛膝30 g，党参30 g，白芍30 g，甘草12 g，徐长卿15 g，制川、草乌各6 g，7剂。

二诊（2016年5月24日）：腰痛减半，尿失禁稍有改善，头晕。舌脉同上。上方加羚羊角粉0.6 g（吞服），7剂。

三诊（2016年5月31日）：尿失禁几愈，头晕、腰痛续减。予生黄芪15 g，党参30 g，白芍30 g，炙甘草12 g，徐长卿15 g，骨碎补15 g，补骨脂30 g，川牛膝30 g，制川、草乌各6 g，女贞子12 g，旱莲草12 g，枸杞12 g，菊花10 g，14剂。

服上药期间2周内无尿遗漏。

按：本案咳嗽、喷嚏即出现尿液外漏湿裤，属中医"膀胱咳""遗溺""小便不禁"范畴。好发于经产妇及中老年女性，严重影响患者生活质量。古代医家大抵将其病因病机归纳为脾肺肾气虚、肝失疏泄、三焦气化失司等。如《金匮翼·小便失禁》："脾肺气虚，不能约束水道而病为不禁者。"《诸病源候论》："小便不禁者，肾气虚……故小便不禁。"《类证治裁·闭癃遗溺》中也提到："小便不禁，虽膀胱见症，实肝与督脉三焦主病也。"自拟参芪芍药甘草汤，系由张仲景白芍甘草汤加党参、黄芪组成，药仅4味。芍药甘草汤酸甘化阴，调和肝脾，柔筋止痉；黄芪、党参益气固摄；四药合用，摄尿止遗。本案困扰数年的尿失禁之症经治半月痊愈，可谓疗效显著。

本案西医可诊断为"压力性尿失禁"。压力性尿失禁与尿道括约肌系统、女性尿道外支持系统（膀胱颈阴道前壁、盆内筋膜、盆筋膜腱弓和肛提肌）失调相关。芍药甘草汤对全身不同部位的平滑肌、横纹肌痉挛、松弛抑或蠕动节律紊乱均有一定调节作用，也可调节尿道括约肌系统及尿道外支持系统紊乱，故治疗压力性尿失禁有较好的临床疗效。

压力性尿失禁从中医病机来看，气虚不摄为其发病机制之一，故用黄芪、党参益气固摄；从西医发病机制来看，芍药甘草汤可调节尿道括约肌、尿道外支持系统，当属辨病论治性质。因此，参芪芍药甘草汤以辨西医之病、辨中医之证相结合为其组方特点，体现出了现代中医的临证思维特点。参芪芍药甘草汤体现出古方新用、病证兼顾的临证思维，为继承发扬与创新中医起到示范性的作用。

（张烨整理）

 ### 20. 咳而遗尿治标本

案 毛某，女，74岁，2019年1月31日初诊。咽痒咳嗽多年、持续不断，近年咳则遗尿（不咳嗽则无遗尿），咳痰清稀。舌淡红，苔薄，脉细弦。治以养阴利咽，抗敏止咳。

处方：蝉衣10 g，乌梅15 g，五味子12 g，麦冬15 g，玄参15 g，甘草15 g，桔梗15 g，金沸草12 g，半夏12 g，金果榄15 g，青果15 g，胖大海6 g，百部30 g，紫菀12 g，款冬花12 g，板蓝根15 g，7剂。

二诊（2019年2月21日）：咳嗽减少五成，咽痒减轻，但咳则遗尿不减，仅于夜间平卧时无遗尿现象发生，舌淡红，苔黄，脉细弦。

处方：青果15 g，金果榄15 g，干姜9 g，胖大海6 g，甘草12 g，白芍30 g，党参30 g，生黄芪30 g，蝉衣10 g，五味子9 g，7剂。

三诊（2019年2月28日）：遗尿明显减少，咽痒咳嗽未绝，目干涩，尿中有臭味，舌脉同上。

处方：乌梅30 g，蝉衣10 g，甘草15 g，五味子15 g，青果15 g，胖大海6 g，麦冬30 g，玄参30 g，金果榄15 g，板蓝根15 g，土茯苓30 g，白鲜皮15 g，14剂。

四诊（2019年11月21日）：服上方后，咳而遗尿得到缓解，时隔9个月平安无事，近日再次发作而来诊。顷诊：咽痒而咳，咳则遗尿，每日6～7次，嗜睡神疲，大便二三日一行，舌淡红，苔薄腻，脉细弦。

处方：蝉衣10 g，乌梅30 g，甘草15 g，五味子12 g，青果15 g，胖大海6 g，玄参15 g，党参30 g，生黄芪30 g，白芍30 g，茯苓15 g，川牛膝30 g，7剂。

五诊（2019年11月28日）：咽痒咳嗽减大半，遗尿减少至每日2～3次，大便成形，痰多，纳呆，目干痒，舌脉同上。

处方：生黄芪50 g，党参50 g，白芍50 g，炙甘草20 g，胖大海6 g，青果15 g，7剂。

六诊（2019年12月12日）：咽痒而咳几止，遗尿减为1周2～3次，寐一般，白昼有时嗜睡，舌淡红，苔薄，脉细弦。

处方：干姜30 g，甘草20 g，7剂。

2020年7月9日患者因感冒来诊，诉自从服用甘草干姜汤7剂后，迄今8个月内未有遗尿；近2日因感冒咳嗽后又有遗尿，不过仅在剧烈咳嗽时发生，程度较以往明显减轻。

按：压力性尿失禁，是指在咳嗽、喷嚏、体位改变或重体力活动时，因腹压增加而发生的不自主溢尿，多见于产后女性，特别是绝经后妇女。本案主要症状为咳嗽和遗尿，其中咳嗽是遗尿的诱发因素——咳则遗尿，不咳则无遗尿，这相当于《黄帝内经》所谓"膀胱咳"。就本案以上两个症状的因果关系来看，在诊疗思路上似应以治咳为先，咳减则遗尿必随之而减。所以初诊时，以经验方抗敏利咽为主进行治疗，由于咳嗽减少了，所以遗尿也相应减少了。但是，实际上对于（咳嗽引起）遗尿本身的病理机制并未得到改善，只要有咳嗽发生，遗尿还是要发生。针对遗尿的治疗，还须另辟蹊径。

压力性尿失禁的发生与尿道内括约肌功能障碍、盆底支持结构异常和尿道高活动性等因素相关。芍药甘草汤对平滑肌的双向调节作用可能有助于改善尿失禁。我们在临床观察中发现，大剂量芍药甘草汤联合党参、黄芪对压力性尿失禁有明确的疗效，为此自拟了参芪芍药甘草汤。二诊处方在抗敏利咽的基础上，加入参芪芍药甘草汤，遗尿症状明显改善。三诊再转以治咳为主，咳嗽与遗尿症状均得缓解。时隔9个月再次发病时，仍沿用此法，依然有效。

《金匮要略·肺痿肺痈咳嗽上气病脉证治第七》曰："肺痿吐涎沫而不咳者，其人不渴，必遗尿，小便数，所以然者，以上虚不能制下故也。此为肺中冷，必眩，多涎唾，甘草干姜汤以温之。"由于患者咳痰清稀，呈现出肺气虚寒之象，二诊时即合用了甘草干姜汤。甘草干姜汤对遗尿的疗效，可从两方面来理解：其一，甘草、干姜均有祛痰止咳作用，咳少痰减则遗尿亦少，这一点与通过抗敏利咽止咳使遗尿发生减少的机制有所不同，但殊途同归。其二，从中医藏象水液代谢的理论来考虑，遗尿的发生也可源于肺中虚冷，不能制约膀胱，用甘草干姜汤温肺即可治疗此种机制引起的遗尿、尿频等症。不过，由于二诊处方中有参芪芍药甘草汤，尚难以体现出甘草干姜汤对于遗尿的疗效；但六诊时单用甘草干姜汤 7 剂后，咳嗽遗尿持续 8 个月未发生，这对咽痒咳嗽引起遗尿已有多年的本患者来说，可充分证明甘草干姜汤温肺中虚冷，气化以摄膀胱液的疗效机制所在。

对于频繁咳嗽引发的压力性尿失禁，治疗时应兼顾咳嗽与尿频。就本案例而言，咳嗽是咽喉过敏所致，治法以抗敏利咽为主；遗尿由咳嗽诱发，但遗尿症状有其本身的病理机制，须予以针对性施治，不可仅仅满足于通过止咳减少遗尿次数及其程度。自拟的参芪芍药甘草汤是治疗虚证遗尿的良方；而甘草干姜汤既能治咳嗽也能止遗尿，对于肺中虚冷导致咳嗽伴遗尿可起到标本兼治的效果。

（孙玄玆整理）

 ## 21. 排石大量金钱草

案 徐某，男，40 岁，2019 年 7 月 18 日初诊。尿痛伴血尿，彩超示右肾小结石 4 mm，前列腺稍大伴钙化。近半年来时有眩晕耳鸣，双目干涩，胸闷气短，心悸，夜寐易醒，少腹部隐痛不适，大便一日二三次，舌淡红，苔薄，脉细。证属石淋血尿，兼痰湿内扰，治拟通淋排石，祛痰化湿。

排石通淋合温胆汤：半夏 12 g，茯苓 30 g，枳实 12 g，竹茹 12 g，合欢皮 30 g，生龙骨、牡蛎各 30 g，灵磁石 15 g，川牛膝 60 g，金钱草 90 g，白芍 30 g，海金沙 30 g（包煎），14 剂。嘱患者每日 3 次，多量为宜，大量饮水。

二诊（2019 年 8 月 1 日）：患者按嘱大量服药汤、饮水，药后大便每日 5 次，今晨突然出现一过性大量肉眼血尿及尿痛，程度较前为甚，但未注意到是否有结石排出。胸闷气短好转，睡眠改善。顷诊腹股沟处及右耳下偶有疼痛，目干涩，阴囊湿疹、瘙痒、渗液，舌淡红，苔薄，脉细。因患者今晨血尿、尿痛，结石或已排出也未可知，故为其申请 B 超复查。治拟健脾化湿。

四君子汤加减：党参 15 g，炒白术 12 g，茯苓 20 g，甘草 9 g，炮姜炭 12 g，夏枯草 30 g，合欢皮 30 g，竹茹 12 g，半夏 12 g，枳壳 9 g，7 剂。另予马齿苋 60 g，7 剂，煎汤外洗阴囊。

8月3日B超复查结果：前列腺稍大伴钙化，双肾、膀胱未见明显异常，双肾、输尿管未见扩张，未见结石。据此，可以认为排石成功。

按：石淋病名最早见于《神农本草经》。《诸病源候论·石淋候》描述其病因病机及临床表现："石淋者，淋而出石也。肾主水，水结则化为石，故肾客砂石。肾虚为热所乘，热则成淋。其病之状，小便则茎里痛，尿不能卒出，痛引少腹，膀胱里急，沙石从小便道出，甚者塞痛合闷绝。"《千金要方》等书中渐出现治疗石淋的复方。

近30年来，我国上尿路结石发病率明显提高，为世界三大高发区之一。治疗石淋高频使用的中药主要有金钱草、海金沙、石韦、滑石、冬葵子、车前子等，以清热、化湿、利尿为治疗法则。本案中，主要以大剂量金钱草、川牛膝以及海金沙、白芍药为主排石，并嘱患者尽可能大量喝药饮水，以利于排石。

多数肾结石属于草酸钙结石。金钱草能减少肾集合系统内草酸钙结晶形成和堆积，使结晶松散，易从尿中排出；同时还具有增加尿量、增强输尿管蠕动、抗炎、镇痛等作用。海金沙提取物能显著降低肾结石大鼠尿钙、磷、尿酸水平，提高尿镁水平，增加排尿量，抑制肾组织草酸钙结晶的形成，降低肾组织草酸和钙含量。

尿路结石的排石成功率与结石的大小、位置和形态有关。结石 ≤ 4 mm者，自行排石的可能性高达80%。本案右肾小结石为 4 mm，就诊之前已发生过数次尿痛伴血尿；但自从服首诊方药2周后，又出现较前更为剧烈的血尿与尿痛。因此，本案虽不能排除患者自行排石的可能性，也不可排除中药进一步促进了排石的可能性。中药排石确有作用，既往曾以大剂量金钱草为主治疗一例尿结石 13 mm × 8 mm 者，经中药治疗后，患者收集了排出的小结石无数，B超下结石消失（参见 2014 年 7 月 25 日、2014 年 8 月 1 日和 2014 年 8 月 8 日《上海中医药报》刊《金钱草排肾结石》文）。大剂量金钱草为主中药治疗确有较为可靠的排石作用。

（顾志坚整理）

22. 温经通络肾子痛

案 丁某，男，54岁，2019年6月20日初诊。主诉：反复睾丸胀痛2

年余。既往有前列腺炎病史，平时总觉睾丸胀痛，时有尿频、尿急、尿痛、尿等待，阴囊潮湿，神倦乏力，夜寐多梦。1个月前因小便淋涩疼痛发作，而来求诊，予中药清热活血，利湿通淋治疗2周，诸症缓解，唯睾丸胀痛不减。刻诊：睾丸时时胀痛，无解尿不适。舌淡红，苔薄，脉细弦。慢性睾丸痛，病由肝、肾二经郁滞所成，治以理气通络，散寒止痛。

处方：柴胡12 g，荔枝核15 g，橘核15 g，吴茱萸6 g，川楝子12 g，川椒目9 g，甘草6 g，乌药9 g，14剂。

二诊（2019年7月11日）：睾丸胀痛减少，舌脉同上。原方14剂。

三诊（2019年7月25日）：疼痛总体减轻八成左右，睾丸偶有隐痛而已，舌脉同上。上方吴茱萸增至10 g，再加小茴香9 g，肉桂12 g，14剂。

四诊（2019年9月26日）：睾丸痛止，自行停药后，近日又觉睾丸不时作痛，梦多，乏力，尿频急，舌淡红，苔薄，脉细弦。予橘核15 g，荔枝核15 g，吴茱萸10 g，丹参30 g，瞿麦12 g，生龙骨、牡蛎各30 g，远志9 g，石菖蒲12 g，酸枣仁12 g，14剂。

按： 慢性睾丸痛与慢性前列腺炎均为男科常见病，从经络辨证的角度看都属肝、肾二经病证。本案睾丸疼痛与尿频、尿急、尿等待并见，1个月前因尿频伴淋沥涩痛发作而来就诊，临证用药治疗后，排尿症状明显缓解，但睾丸疼痛不减。从6月20日起，处方改以理气通络，散寒止痛为主，药用荔枝核、橘核、吴茱萸、乌药等，睾丸胀痛逐渐减轻，经治月余，疼痛完全缓解。2个月后睾痛又作，复与前法施治，睾痛再次缓解。

慢性前列腺炎多表现为热淋，病机以湿热下注为主；慢性睾丸痛则多是经络气滞，宜用温散通络之法。处方用药均有橘核、荔枝核、吴茱萸、乌药、肉桂、小茴香、川楝子等，这些药物多为温热药而归肝、肾二经。

治疗痛证应注意选用与疼痛发病部位对应的药物，如橘核、荔枝核可治睾丸肿痛、疝气疼痛，亦可治乳癖肿痛，这些都属足厥阴经病痛。其次，痛证多因于寒，止痛多用温药。如李氏《仙拈集》寒痛散由荔枝核、小茴香、吴茱萸3味组成，治寒疝腹痛，其效颇佳。《素问·举痛论》曰："寒气入经而稽迟，泣而不行，客于脉外则血少，客于脉中则气不通，故卒然而痛。"又曰："寒气客于脉外则脉寒，脉寒则缩蜷，缩蜷则脉绌急，绌急则外引小络，故卒然而痛，得炅则痛立止。"明言此理。

（孙玄弪整理）

第六章
气血津液病

第一节 寒 热

23. 活血祛瘀除低热

案 龚某，男，54岁，2018年8月9日初诊。连续4年夏季反复出现低热，今年再发，低热已有2个月。患者自2014年每值夏季即出现低热，体温37.4～37.6℃，西医实验室检查无明显异常，秋凉即低热自除。今年6月以来又出现低热，体温37.4～37.5℃，低热时伴畏寒，心慌心烦，胸痛、背痛、头痛，胃脘嘈杂，胃纳尚可，二便调，舌淡红，苔薄，舌下静脉迂曲，脉细弦。

处方：当归15g，生地黄15g，桃仁12g，赤芍12g，红花12g，川芎12g，川牛膝12g，柴胡15g，白芍12g，生黄芪30g，生鳖甲15g，地骨皮15g，青蒿30g，桑叶15g，14剂。

二诊（2018年8月30日）：患者体温较前降低，波动于36.7～37.4℃之间，多在37.1℃左右，轻度畏寒，心烦意乱，嘈杂似饥，舌脉同上。上方去桑叶，加山栀子12g，竹叶10g，黄芩15g；青蒿减为15g，生地黄增至30g，白芍改为赤芍12g，柴胡改为银柴胡12g，14剂。

三诊（2018年9月20日）：患者体温恢复正常，诸症缓解。原方7剂续服巩固。

按：本案每值夏季即出现低热，可诊断为功能性低热，属"内伤发热"范畴。患者存在胸痛、背痛、头痛等身体诸多疼痛、舌下静脉迂曲等症，存在血瘀证候，里热外寒，颇具王清任所谓"灯笼病"的一些特征。首诊予血府逐瘀汤活血祛瘀合清骨散加减后，热度渐退，但心烦甚，加用山栀子、竹叶、黄芩清心火，之后体温正常，随访未再复发。

血府逐瘀汤出自清代医家王清任《医林改错》，原用于治疗胸中血瘀证，后世扩大了治疗适应证，是治疗各类血瘀证的代表方剂之一。《医林改错》中提到"灯笼病"："身外凉，心里热，故名灯笼病，内有血瘀。认为虚热，愈补愈瘀；认为实火，愈凉愈凝，三两付血活热退。"本案患者素体有瘀，身外凉、心里热与"灯笼病"症状类似，乃瘀血停积于体内，营卫郁遏，又逢夏季暑热耗气伤津，气阴不足，瘀血郁而发热。故本案血瘀为本，发热为标，用血府逐瘀汤治本，清骨散治标，标本兼顾，低热即除。

现代药理研究发现，血府逐瘀汤具有抗炎作用，能降低炎性介质白细胞介素-6（IL-6）水平，抑制机体肿瘤坏死因子-α（TNF-α），提高细胞免疫功能和机体耐缺氧能力，改善氧自由基代谢紊乱等。

（张烨整理）

24. 三仁化湿以退热

案 龚某，女，67岁，2017年9月20日初诊。2个月前无明显诱因下出现发热，体温37.5℃左右，外院行相关检查未见明显异常。发热一般从上午7点持续至傍晚，夜间则体温恢复正常，伴倦怠身重，口苦，夜寐欠佳，舌淡红，苔黄腻，脉细弦。内伤发热属于湿热内蕴，治拟宣畅气机，清利湿热。

龙胆泻肝汤合三仁汤处方：龙胆草12 g，山栀子12 g，黄芩12 g，柴胡30 g，生地黄20 g，当归12 g，泽泻12 g，车前子15 g，薏苡仁30 g，杏仁9 g，白蔻仁6 g，厚朴9 g，半夏12 g，滑石15 g，通草10 g，7剂。

二诊（2017年9月27日）：服药之后，并非每日发热，仅偶有午后低热，其余时间已不发热，口苦减轻，乏力，口淡不欲饮，夜寐梦扰易醒。苔薄黄腻，舌脉未变。上方合入黄连温胆汤，半夏增至30 g，另加茯苓12 g，竹茹10 g，枳实12 g，黄连9 g，14剂。

三诊（2017年10月25日）：服药期间无低热，持续2个月之低热全消除。后续随访亦未再复。

按： 本案患者起病时节正处盛夏，适逢江南梅雨季节刚过不久，炎热气温旋踵而至，最易湿中蕴热，阻碍气机宣畅，影响肝胆疏泄，遂致体重倦怠、身热不扬、口苦、寐差诸症迭出。湿热内蕴因湿热互相纠缠，病情易于缠绵，治疗之际当守章法：湿与热分，热从湿解，使其势孤易歼；宣上畅中渗下，使湿热之邪从三焦分消。故首诊龙胆泻肝汤与三仁汤合方清利湿热，湿减热退之后，再加用黄连温胆汤加强清热化痰，和中安神。

（张烨整理）

25. 命门式微致畏寒

案　庄某，男，61 岁，2014 年 5 月 13 日初诊。主诉：怕冷 2 年余。2012 年，患者因血压升高就诊于某三甲西医院，诊断为单侧肾上腺嗜铬细胞瘤。同年 12 月行单侧肾上腺切除术，术后病理确诊为良性嗜铬细胞瘤。术后不久便出现形寒怕冷，至今未消，且一年四季均有较明显的怕冷感。顷诊正值春暖之季，气温 20℃左右，患者厚衣厚裤明显多于常人，犹觉浑身怕冷，头部亦有明显冷感，伴头晕，手心发热，舌淡红，苔薄，脉细弦。畏寒证，命门火衰，阳虚阴盛，治以温补肾阳命门之火，逐阴散寒。

金匮肾气丸合四逆汤、二仙汤加减：熟地黄 12 g，山药 15 g，山萸肉 12 g，泽泻 12 g，丹皮 12 g，茯苓 12 g，桂枝 12 g，附子 12 g，干姜 12 g，甘草 9 g，仙茅 12 g，淫羊藿 12 g，巴戟天 12 g，7 剂。

二诊（2014 年 5 月 20 日）：上药服至第 3 剂，形寒怕冷即有减轻；服至第 7 剂，形寒怕冷霍然而消，头皮部发冷感亦消失，反觉头皮有热感而甚为舒适。视患者着衣与常人无异，薄外套随意敞开，颈部尚有津津汗出（当日气温 21℃），唯仍有头晕，舌脉同上。上方加女贞子 12 g，旱莲草 12 g，吴茱萸 6 g，7 剂。

三诊（2014 年 5 月 27 日）：服上药期间，再无形寒怕冷症状出现。患者自觉疗效甚佳，颇为欣喜。当日气温 34℃，患者着短衫。嘱其停止服药以观后效。

患者总共服药 3 周，形寒怕冷感在 1 周内即止，之后未再反复，与常人无异，故未再就诊服药。

按：西医学对怕冷症没有明确定义，发病机制尚不清楚，或与机体寒热调节障碍或失衡、产热不足并对外在寒冷刺激耐受功能低下有关。也有认为主要与交感、副交感神经功能异常（cAMP 与 cGMP 含量及比值改变）、机体代谢异化作用降低、末梢循环灌注量不足、营养吸收差等因素有关。

根据沈自尹院士及其团队对肾阳虚本质的研究成果，肾阳虚证与下丘脑-垂体-靶腺（肾上腺皮质、甲状腺、性腺、胸腺）轴有关；慢性支气管炎肾阳虚证患者下丘脑-垂体-肾上腺皮质轴机制中有不同环节及程度的功能紊乱。肾阳虚患者的促肾上腺皮质激素（ACTH）水平明显低于正常人，肾上腺皮质轴功能改变的哮喘肾阳虚证患者使用温阳片，能调整肾上腺皮质功能低下状态，改善哮喘。肾阳虚证的下丘脑-垂体-靶腺轴功能改变、肾上腺皮质功能抑制这一机制已被学术界广泛认可。

药理研究证实，金匮肾气丸可调节下丘脑-垂体-靶腺轴的功能紊乱，可升高 ACTH 水平及调控其基因表达水平来调节类固醇激素分泌。二仙汤可有效提高 ACTH，改善大鼠肾阳虚症状；其中如淫羊藿总黄酮等能明显提高阳虚动物垂体-性腺系统睾丸酮、雌二醇含量，并影响下丘脑-垂体-肾上腺轴钙调蛋白基因表达，有利于促进下丘脑-垂体-靶腺轴的功能恢复；还可抑制下丘脑组织 CaM 基因表达，直接干预调整肾阳虚状态。

我们团队的研究也发现，四逆汤附子配干姜、甘草具有减毒增效作用，能有效改善肾阳虚大鼠肾组织细胞膜蛋白激酶 C 活性降低，并使细胞膜及细胞浆蛋白激酶 C 活性升高，从而发挥散寒温里以改善阳虚证候的作用[23]。

本案患者肾上腺嗜铬细胞瘤手术切除后出现形寒怕冷，很难从西医得到合理解释，但从中医来看，可以认为因此而伤害了命门之火。下丘脑-垂体-靶腺轴以及 ACTH 都是有关生长发育的重要物质基础，即是中医所谓命门之火、肾阳、肾精的物质基础。因此在治疗上需要滋补肾阴肾精，温补肾阳，重燃命门之火。肾气丸中六味地黄丸具有滋补肾阴、填补肾精作用，二诊所加二至丸出于同样的道理。但六味地黄丸加附、桂温补肾阳，尤其温补命门之火之力犹显不足，故再加用二仙汤，主要药物仙茅、淫羊藿、巴戟天，以增强温补肾阳命门之火的作用，再加干姜、甘草又成四逆汤，温阳散寒作用更强。二诊再加吴茱萸，亦为散寒而设。全方构方思路严谨，用药干净利落，使得持续 2 年之久的顽固性畏寒怕冷，经治 3 日即显效，7 日即痊愈，其后病情再无反复，疗效称奇。形寒怕冷病因病机多端，需要灵活辨治，不可只知温阳散寒一途。

（朱蕾蕾整理）

26."寒者热之"非"常道"

案　沈某，男，60 岁，2017 年 9 月 27 日初诊。神疲乏力，四肢无力，形寒怕冷，诸症已有 20 多年；另有口苦，舌质红，苔黄腻，脉细弦。临床表现寒热错杂，治疗原则当为寒温并用；以四逆汤加吴茱萸、细辛散寒温阳，以龙胆泻肝汤半方清利湿热，以四逆散疏肝条达气机。

处方：附子 12 g，干姜 30 g，甘草 12 g，吴茱萸 10 g，细辛 9 g，龙胆草 12 g，黄芩 12 g，山栀子 12 g，当归 12 g，柴胡 12 g，枳实 12 g，白芍 15 g，14 剂。

二诊（2017 年 10 月 11 日）：口苦减轻，精神有所好转，但仍怕冷，伴心慌，舌质红，苔黄腻，脉细弦。

处方：龙胆草 12 g，山栀子 12 g，黄芩 12 g，柴胡 12 g，生地黄 12 g，当归 12 g，泽泻 12 g，车前子 15 g，灵磁石 15 g，生龙骨、牡蛎各 30 g，炮姜 12 g，7 剂。

三诊（2017 年 10 月 18 日）：口苦终止，心慌亦减，近日腰酸软明显，依然形寒怕冷，舌质红，苔黄腻，脉细弦。

处方：上方去灵磁石、生龙牡、炮姜，加苍、白术各 12 g，黄柏 12 g，薏苡仁 30 g，川牛膝 12 g，怀牛膝 30 g，杜仲 30 g，川断 30 g，7 剂。

四诊（2017 年 10 月 25 日）：口不苦，腰酸软减轻，唯形寒怕冷，舌红、苔黄腻不变。

处方：附子 60 g（先煎），干姜 30 g，甘草 12 g，淫羊藿 15 g，巴戟天 15 g，桂枝 15 g，白芍 12 g，防风 12 g，7 剂。

五诊（2017 年 11 月 1 日）：怕冷并无减轻，主要表现为四肢逆冷不过肘膝，四季皆然，加衣不减。近日晨起又有轻微口苦，心慌汗出，舌质红，苔黄腻，脉细弦。

处方：附子 90 g（先煎），干姜 30 g，甘草 20 g，吴茱萸 12 g，细辛 12 g，当归 12 g，桂枝 12 g，白芍 15 g，柴胡 12 g，枳壳 12 g，川芎 12 g，桃仁 12 g，红花 12 g，竹叶 10 g，煅龙骨、牡蛎各 30 g，灵磁石 30 g，浮小麦 30 g，柏子仁 12 g，7 剂。

六诊（2017 年 11 月 8 日）：形寒怕冷终见减半，心慌汗出减轻，唯口苦重现，舌质红，苔黄腻，脉细弦。

处方：上方去煅龙牡、灵磁石、浮小麦、柏子仁、桃仁、红花，加龙胆草 12 g，山栀子 12 g，黄芩 12 g，泽泻 12 g，车前子 15 g，生地黄 12 g，合欢皮 30 g，14 剂。

七诊（2017 年 11 月 22 日）：口苦止，怕冷亦进一步减轻，舌质红，苔黄腻，脉细弦。上方去生地黄、当归、泽泻、车前子，7 剂。

八诊（2017 年 11 月 29 日）：怕冷减轻，仅表现为手心冷汗，但口苦晨起又显，舌质红，苔黄腻，脉细弦。

四妙散合龙胆泻肝汤：苍、白术各 12 g，黄柏 12 g，薏苡仁 15 g，川牛膝 12 g，龙胆草 12 g，黄芩 12 g，山栀子 12 g，柴胡 12 g，当归 12 g，泽泻 12 g，生地黄 12 g，车前子 12 g，14 剂。

九诊（2017 年 12 月 13 日）：手心冷汗完止，形寒怕冷不再，口苦明显减轻，舌质红，苔黄腻，脉细弦。上方加附子 9 g，14 剂。

十诊（2017 年 12 月 27 日）：形寒怕冷、四末逆冷及口苦均除。近来夜寐难以入寐，乏力疲惫，舌质红，苔黄腻，脉细弦。此后以黄连温胆汤为主转治不寐而获效。

2018 年 1 月 24 日随访：持续 20 余年之形寒怕冷、手足逆冷、口苦已除，乏力神疲不再，精神饱满，夜寐安，腰不酸，唯舌红、苔黄腻依旧未见明显变化。

按：本案患者一方面形寒怕冷、手足逆冷，沉寒伤阳难展四末；另一方面又有口苦、舌红、苔黄腻，湿热内蕴胶结不化。与其说寒热交互错杂，毋宁说寒归寒、热归热，寒热并存各行其道。病程长达 20 年以上，寒热偏颇失调已然化为患者体质的组成部分。治疗颇为棘手，难图速效，疗程稍长。疗程稍长的另外一个原因是，对于疑难杂症的治疗也需要一个摸索的过程。

初诊以四逆汤、四逆散与龙胆泻肝汤温清并用试图兼顾寒热，虽收效甚微，但证实龙胆泻肝汤清利湿热对口苦有效，且在以后数诊中一再得到证实；即使同时投用辛热药亦不影响其疗效（首诊、六诊）；本方去通草无妨，但若减去生地黄、当归、泽泻、车前子后似影响疗效（七诊），虽然首诊也未用生地黄、泽泻、车前子，但服药 14 剂时间较长，表明龙胆泻肝汤治疗口苦减味不可过多，否则需以疗程来弥补。

对形寒怕冷及四肢逆冷起效的似非四逆汤、四逆散（首诊、四诊），而是在四逆汤、散的基础上，启用了当归四逆加吴茱萸生姜汤及桃红四物汤，形寒怕冷始见减轻。运用这些方药的判断依据在于患者"四肢逆冷不过肘膝"。而其实，恶寒怕冷绝非阳虚阴盛一端，还有气郁恶寒，如四逆散证；还有郁火畏寒，如《张氏医通》升阳散火汤证；还有痰饮恶寒，如小青龙汤证、苓桂术甘汤证、指迷茯苓丸证；还有寒凝血脉，如当归四逆汤证、当归四逆加吴茱萸生姜汤证，寒凝血脉还有一种局部性病证诸如阴疽流注类，如阳和汤证等；还有气血营卫不和，如八珍十全大补汤证类、黄芪桂枝五物汤、桂枝汤证类以及补阳还五汤、血府逐瘀汤证类等（参见 2012 年 12 月 28 日、2013 年 1 月 4 日与 1 月 11 日《上海中医药报》刊《气血不和致畏寒》）。因此，对于恶寒怕冷需要辨证分析，倘若但知一味散寒温阳，效不克半。在本案中，综合运用了针对以上数类恶寒怕冷的病机，最终发挥了散寒温阳，条达气机，活血通脉的功效。

本案有三个临床表现值得注意。

一是口苦，病名为胆痹，肝胆互为表里，肝之余气泄于胆，胆液泄则口苦，肝气郁滞影响胆汁疏利，胆腑郁热影响肝气疏泄，肝胆湿热或火旺均可出现口苦，龙胆泻肝汤对此疗效显著。

二是手足心汗，即手掌和足跖部汗出明显，轻者仅在紧张、劳动或气温较高时汗增；重者手掌湿润渗汗甚至点滴而下，足心终日黏湿甚而浸湿鞋袜。手足心汗如表现为冷汗并伴有恶寒畏冷，其治疗原则可参考本案；如并非冷汗并且不伴恶寒畏冷，存在多种证治（参见 2013 年 6 月 21 日、6 月 28 日《上海中医药报》刊《手心汗出治在心》）。

三是郁证性恶寒[24]。即畏寒除了上述种种病因病机外，还有缘于七情不遂之郁证所致，事实上抑郁症患者中也多见畏寒怕冷症状，对此需要从郁论治。从郁论治有狭义（如疏肝解郁、清肝泻火、养心安神、重镇定志等）与广义（如化痰化瘀等）之分。本案多少也具备郁证性畏寒的部分性质：口苦多为精神性，时有心慌，后又出现不寐，且在十诊以后以黄连温胆汤及养心安神方药从郁论治治疗后，不但睡眠改善明显，而且畏寒怕冷及口苦症状再也没有重复出现过，也是佐证。上案在十诊之前所用龙胆泻肝汤、四逆散、柴胡疏肝散与血府逐瘀汤的主要药物以及不时投予煅龙牡、灵磁石、竹叶、柏子仁、合欢皮等清心养心安神药物，均有不同程度从郁论治蕴意在内。

本案诊治过程颇能示范治疗疑难杂症的辨治思路：辨证论治分析精当；

先易后难，各个击破；密切观察证候微细变化，灵活调整治则及方药、剂量，配伍不拘一格；治则方药该守则守，该变则变，胆大心细，进退自如。

（刘宁宁整理）

 ## 27. 活用经方逐下寒

案 梅某，女，54 岁，2020 年 8 月 13 日初诊。患者觉形寒怕冷，逐渐加重，冬夏均怕冷，脘腹以下冷至足，已 2 年有余，自觉有冷风自足心钻入而上行达腹，两侧少腹时有隐痛，腰酸，易疲劳，畏寒怕冷，现虽时值酷暑难当，但白昼着长袖衣，夜间睡觉更需覆盖棉被，根本无法耐受冷空调，为此自夏以来，造成"夫妇分居"数月。去年 8 月行子宫肌瘤切除术后（子宫肌瘤大于 5 cm），畏寒及上述诸症越发加重。寐浅，无腹泻，纳尚可。望诊面色暗而萎黄，唇暗，舌暗红，舌下络脉迂曲显露，苔白腻，切脉细弦。问诊得知平素因家庭琐事情绪不佳，郁郁寡欢。

处方：甘草 12 g，干姜 30 g，茯苓 30 g，炒白术 30 g，薏苡仁 30 g，附子 12 g，败酱草 15 g，桂枝 15 g，白芍 15 g，桃仁 12 g，当归 12 g，柴胡 12 g，枳壳 10 g，14 剂。

二诊（2020 年 8 月 27 日）：服药后形寒怕冷减少，脘腹以下冷至足明显减轻，少腹再无隐痛，稍能耐受空调，精神较前为振，面色、唇色明显改善，心情舒展，唯仍有腰酸，颈项觉强几几。上方加葛根 30 g，川牛膝 12 g，再予 14 剂。

三诊（2020 年 9 月 10 日）：形寒怕冷减半，脘腹以下不冷，也无冷风自足心钻入上行之感，但仍有脘腹冷，肩颈胀，舌淡红，有齿痕，脉细弦。

处方：附子 60 g（先煎 2 小时），干姜 30 g，甘草 15 g，红参 10 g（自备），生黄芪 30 g，桂枝 30 g，白术 30 g，茯苓 30 g，14 剂。

四诊（2020 年 9 月 24 日）：形寒怕冷减去八成。

处方：柴胡 12 g，白芍 15 g，枳壳 12 g，甘草 12 g，干姜 30 g，附子 12 g，茯苓 30 g，炒白术 30 g，桂枝 12 g，当归 12 g，桃仁 12 g，14 剂。

五诊（2020 年 10 月 15 日）：畏寒几无，自觉双目干涩灼热，咽中有痰难以咯出，胃凉，舌淡红，苔薄，脉细弦。

处方：竹茹 12 g，半夏 12 g，茯苓 12 g，枳实 12 g，陈皮 12 g，厚朴

12 g，甘松 10 g，夏枯草 15 g，合欢皮 15 g，14 剂。

六诊（2020 年 11 月 5 日）：怕冷已止，目热减，咽中有痰不明显。

按：首诊处方虽仅 13 味药，但不难看出其含有甘姜苓术汤、薏苡附子散、薏苡附子败酱散、四逆汤、干姜附子汤、甘草附子汤、附子汤、白通汤、真武汤、苓桂术甘汤、茯苓甘草汤、甘草干姜汤、桂枝附子汤、白术附子汤、桂枝茯苓丸、当归芍药散、芍药甘草汤、四逆散、桂枝汤、附子桂枝汤等约二十个经方在内，信息量极其丰富（表 6-1）。

甘姜苓术汤在《金匮要略》中用于治疗肾着，腰以下冷为其主要表现之一，不必拘泥"身体重，腰中冷，如坐水中……腰以下冷痛，腹重如带五千钱"。从"44. 病郁同存治肾着"文中案例即可看出，腰腹部重坠感伴怕冷者用之亦效。本案素有下半身冷，已达 2 年有余，基本符合甘姜苓术汤指征。本案运用甘姜苓术汤剂量较大，非此难以迅捷祛除陈寒痼湿。薏苡附子散原治"胸痹缓急"，薏苡附子败酱散原治"肠痈"，其主治适应证看似风马牛不相及，但均可针对寒湿病机，其实与甘姜苓术汤适应病机相差不大，薏苡仁可助苓、术祛湿，附子可助干姜散寒，正可借力。余如甘草附子汤原治风湿相搏骨节疼痛、恶风不欲去衣，附子汤原治少阴病寒湿身疼，真武汤原治少阴病阳虚水泛（停），苓桂术甘汤原治阳虚痰饮所致奔豚气、头眩而身为振振摇者，茯苓甘草汤原治胃中饮停，桂枝附子汤、白术附子汤原治风湿相搏身体疼烦，这些方剂药物组成有共性，与甘姜苓术汤功能主治并无云泥之差，均主要针对阳虚和（或）寒湿、水饮内停的病机证候。当合用这些方剂时，自然包含了四逆汤、干姜附子汤、白通汤、甘草干姜汤等温阳散寒方在内。

除此之外，还有以下几点引人瞩目。

一是并未满足于运用甘姜苓术汤及其类方温阳散寒除湿，因本案尚有子宫肌瘤及少腹隐痛的临床表现，何况畏寒因子宫肌瘤术后加重，对此不可熟视无睹。本患天癸尽而绝经，术后更伤冲任气血，阴水既乏，孤阳不长，阳气愈虚而导致畏寒加重。故在处方中还引入了桂枝茯苓丸与当归芍药散的主要药物，前者原治妇人宿有癥瘕，后者原治妇人腹中疗痛，使处方又具养血活血祛瘀的作用，且败酱草有助于以上两方祛瘀止痛，兼顾妇人腹部术后残余湿瘀毒，使血行通畅，有助于祛瘀化湿，散寒止痛。处方中自含芍药甘草汤缓急止痛，而其酸甘化阴的作用与养血药物又可制约姜、附、桂药性之温燥。

表6-1 首诊处方所涉经方及其药物

方剂及药物	甘草	干姜	茯苓	白术	薏苡仁	附子	败酱	桂枝	芍药	当归	桃仁	柴胡	枳壳	未用
甘姜苓术汤	√	√	√	√										
薏苡附子散					√	√								
薏苡附子败酱散					√	√	√							
四逆汤	√	√				√								人参
干姜附子汤		√				√								葱白
甘草附子汤	√					√		√						生姜
附子汤			√	√		√			√					人参
白通汤		√				√								葱白
真武汤			√	√		√			√					生姜
苓桂术甘汤	√		√	√				√						
茯苓甘草汤	√		√					√						生姜
甘草干姜汤	√	√												
桂枝附子汤	√		√			√		√						姜、枣
白术附子汤	√		√	√		√								姜、枣
桂枝茯苓丸			√					√	√		√			丹皮
当归芍药散			√	√					√	√			√	川芎、泽泻
芍药甘草汤	√								√			√		
四逆散	√								√			√	√	
桂枝汤	√							√	√					姜、枣
附子桂枝汤	√					√		√	√					姜、枣

注：关于经方未用个别药物，大抵干姜可替姜、葱，桃仁、归、芍可替丹皮，川芎，苓，术可替泽泻。

二是处方中特别运用了四逆散，该方原治肝失条达气郁致手足厥冷，本案虽并无典型四逆症状而仅表现为下半身冷，但患者情绪不佳而影响睡眠，更经子宫肌瘤手术创伤受惊，多少存在肝气郁结的表现。四逆散既能疏肝理气解郁，又能疏通气机而使阳气舒展布达，有利于解郁祛寒。

三是患者围绝经期妇女，其下半身怕冷乃是缘于自觉冷风自足心钻入上行所致，可将此认定为"Ⅰ类怪症"。我们团队在"怪症必有痰""怪症必有瘀"的基础上，提出"怪症必有郁"论，即心理情绪障碍可致种种怪诞症状临床表现。对此一方面以四逆汤从郁论治；另一方面以桂枝汤及附子桂枝汤温阳调和营卫，坚固腠理防风钻入，以杜绝脘腹冷感的产生，体现了病郁兼顾的治疗思路。

四是在初见成效基础上随证治之，三诊转以四逆汤、苓桂术甘汤加参、芪，附子用量猛增至 60 g；四诊转以四逆汤、四逆散、苓桂术甘汤及桂枝茯苓丸；五诊转以温胆汤、半夏厚朴汤加味。

综上，在首诊方区区 13 味药中，涵盖了《伤寒杂病论》经方将近 20 首，信手拈来，融会贯通，配伍丝丝入扣，相得益彰；后续治疗取舍增减适宜，麻利干净；最后治以化痰解郁为主，以收全功。整个治疗过程足见其经方功底，构思精密，进退及时，变化灵巧。

本案告诫我们：从书本上初学经方时，需用放大镜仔细琢磨每枚经方的功效主治；在临床运用经方时，需用广角镜按证归类，触类旁通，抓住本质病机，纲举目张。

（傅慧婷整理）

第二节 汗 证

28. 抽丝剥茧治自汗

案 季某，女，62 岁，2017 年 9 月 21 日初诊。主诉：畏寒怕冷，自汗 6 年余。长期四肢怕冷，畏风恶寒，自汗多，动辄汗出，夜醒 3 次，醒后前额、双臂、前胸出汗，喜叹息，胃纳正常，二便调，舌淡红，苔薄，脉细。乳腺小叶增生。

玉屏风散合桂枝加附子汤加减：生黄芪 90 g，防风 12 g，炒白术 12 g，附子 30 g（先煎 1 小时），甘草 12 g，干姜 12 g，红枣 20 g，龙眼肉 15 g，桂枝 20 g，白芍 30 g，炙甘草 12 g，煅龙骨、牡蛎各 30 g（先煎），灵磁石 30 g（先煎），麦冬 12 g，五味子 9 g，酸枣仁 12 g，山萸肉 60 g，7 剂。

二诊（2017 年 9 月 28 日）：畏风减轻，汗多未见减少。原方加浮小麦 50 g，麻黄根 12 g，乌梅 15 g，改山萸肉 90 g，五味子 12 g，7 剂。

三诊（2017 年 10 月 12 日）：药后汗减五成，但停药后又汗出多，伴心悸耳鸣，梦醒后耳鸣甚，舌脉如前。上方酸枣仁增至 18 g，加茯神 30 g，珍珠母 30 g（先煎），石菖蒲 12 g，7 剂。

四诊（2017 年 10 月 19 日）：心悸几止，耳鸣减半，仍有出汗，乏力膝软，舌脉如前。以归脾汤加减处方：党参 15 g，生黄芪 15 g，炒白术 12 g，当归 12 g，大枣 12 g，茯神 12 g，远志 9 g，酸枣仁 12 g，木香 9 g，龙眼肉 15 g，灵磁石 30 g（先煎），龙齿 30 g（先煎），14 剂。

五诊（2017 年 11 月 2 日）：心悸、耳鸣有时反复，汗出已不多。处方以加减治疗心悸、耳鸣为主，汗多不再。

按：患者首诊自述"四肢怕冷，畏风恶寒，自汗多"，给人第一印象是表阳虚证，予玉屏风散合桂枝加附子汤加减；因汗多病久，故加用煅龙骨、煅牡蛎、山萸肉固涩止汗，麦冬、五味子滋阴敛汗，龙眼肉、灵磁石养心安神。畏风虽有减轻，汗出未见减少，故加用浮小麦、麻黄根、乌梅并增加山萸肉、五味子剂量以增强敛汗之力。三诊果然汗出减半，但患者自行停药又汗出，为疗程不足之故，故原方加用茯神、珍珠母、石菖蒲。四诊心悸、耳鸣有所改善，然汗出依旧。

诊治至此，患者主要表现为自汗出，醒后汗出，喜叹息，心悸、耳鸣，乏力膝软。证候已转变为心脾两虚，气血不足。于是四诊改方为归脾汤加用灵磁石、龙齿镇静安神。五诊汗出明显改善，后未再作。

归脾汤出自宋代严用和《济生方》，主治思虑过多，劳伤心脾，健忘怔忡，原并无自汗盗汗之适应证。至明代薛己《正体类要》加入当归、远志，称该方："治跌扑等症，气血损伤，或思虑伤脾，血虚火动，寤而不寐，或心脾作痛，怠惰嗜卧，怔忡惊悸，自汗盗汗，大便不调，或血上下妄行，其功甚捷。"是方与本案甚合，效如桴鼓。本案诊治过程抽丝剥茧，终于击中证候病机。

（顾志坚整理）

29. 整体辨证止手汗

案 忻某，女，66岁，2018年7月18日初诊。主诉：手心汗出数十年。患者自幼即手汗严重，一般每日晨起为甚，情绪激动及夏季尤为明显，严重时汗液欲滴，可湿透纸巾。患者儿子、外甥也有此现象。西医建议手术治疗，患者不愿手术，求治中医。顷诊手汗甚，手胀，四肢厥冷易麻木，手臂皮肤色紫，小便清长，晨起眼睑浮肿，舌紫暗、瘀斑，苔薄，脉细弦。予内外合治。

口服方：柏子仁12g，酸枣仁12g，麦冬12g，五味子9g，生黄芪30g，煅龙骨、牡蛎各30g，浮小麦30g，麻黄根15g，茯苓皮30g，生地黄12g，竹叶10g，甘草6g，泽泻15g，7剂。

外用方：明矾15g，五倍子15g，7剂。磨粉外用涂手，一日数次。

二诊（2018年7月25日）：手汗改善不明显，眼睑浮肿及手胀稍轻，夜寐欠佳，舌脉同上。

处方：当归12g，生地黄12g，桃仁12g，赤芍12g，红花12g，川芎12g，川牛膝12g，柏子仁12g，酸枣仁15g，麦冬12g，五味子9g，夜交藤30g，合欢皮15g，煅牡蛎30g，麻黄根15g，茯苓皮30g，泽泻30g，车前子15g，7剂。

三诊（2018年8月1日）：手汗稍有减少，睡眠改善，乏力，畏寒，腰酸，夜间流涎，大便不成形，舌暗红，苔薄，脉细弦。

处方：附子15g，干姜12g，甘草12g，桂枝15g，白芍30g，神曲12g，焦山楂12g，茯苓、茯神各15g，淫羊藿12g，巴戟天12g，酸枣仁15g，夜交藤30g，党参30g，7剂。

四诊（2018年8月8日）：患者自觉三诊方疗效较好，手汗较前减轻六七成（过去夏季从未如此减轻过）。顷诊仍畏寒，手凉，头晕，肠鸣，大便偏稀，晨起眼浮肿，舌脉同上。

处方：附子30g（先煎半小时），干姜15g，甘草12g，桂枝12g，白芍40g，当归12g，吴茱萸6g，细辛3g，酸枣仁15g，茯苓15g，泽泻15g，车前子15g，14剂。

五诊（2018年8月22日）：除下午外，其他时间几无手汗，手凉减轻，大便不成形，含不消化物。

处方：附子 12 g，干姜 12 g，甘草 12 g，桂枝 12 g，白芍 50 g，当归 12 g，吴茱萸 6 g，细辛 3 g，党参 12 g，炒白术 15 g，茯苓 20 g，神曲 12 g，焦山楂 15 g，泽泻 15 g，车前子 15 g，14 剂。

按： 手汗症是指手部自主性汗出增多，一般夏季症状较重，冬季相对较轻。其病因未完全明确，多与交感神经功能紊乱有关。以手汗求治者，多半因症状严重而影响工作生活。西医行交感神经阻滞或切断术疗效较肯定，但存在其他部位代偿性汗出增多等不良反应。本案患者恐惧手术，选择中医治疗。

中医认为手汗有多种病机，如《伤寒论·辨阳明病脉证》"阳明病，若中寒者……手足濈然汗出""阳明病……手足濈然汗出，此大便已硬也，大承气汤主之"。《医宗必读》："心之所藏，在内者为血，在外者为汗。"《张氏医通》："手足汗，脾胃湿热，傍达于四肢，则手足多汗。"

首诊以经验方从心论治，酸枣仁、柏子仁、麦冬、五味子养心安神，黄芪补气摄汗，辅以收敛止汗、利水渗湿之品；患者反馈除眼睑浮肿及手胀有所好转外，手汗未减少。患者四肢厥冷易麻木，手臂皮肤色紫，舌紫暗、瘀斑，加用血府逐瘀汤以条畅经络气血，手汗稍有减轻而已。

夏季畏寒，伴腰酸、大便稀溏，手汗或为阴盛阳虚不摄，逼汗从手而出。三诊及以后方以四逆汤、当归四逆汤、当归四逆加吴茱萸生姜汤及小建中汤、四君子汤散寒健脾扶阳，苓桂术甘汤温阳化津，辅以芍药甘草汤缓急收敛，自此手汗明显减轻。本案患者自幼即有手汗症，儿子、外甥亦然，属体质禀赋所致，较为难治。将近 60 年手汗调治 1 个月几除，疗效可谓神奇。值得一提的是，疗效之取得并未依赖收敛止汗，对于局部汗出之证，仍需整体辨证。

（张烨 整理）

30. 清热利湿治黄汗

案 金某，男，54 岁，2018 年 8 月 1 日初诊。主诉：汗出色黄味臭 1 年余。患者汗出色黄染衣伴味臭，衣、被、鞋、袜、头发等凡被黄汗沾染均有臭味，胃纳尚可，二便调，舌淡红，苔黄腻，脉细弦。

处方：龙胆草 12 g，山栀子 12 g，黄芩 12 g，柴胡 12 g，生地黄 12 g，

当归 12 g，泽泻 12 g，车前子 15 g，黄柏 15 g，苍术 12 g，金银花 30 g，连翘 30 g，14 剂。

二诊（2018 年 8 月 20 日）：黄汗染衣颜色渐淡，臭味减轻，舌淡红，苔白腻，脉细弦。续服 14 剂巩固疗效。

三诊（2018 年 9 月 10 日）：患者汗色转清，不臭无味。

按：本案患者汗液色黄，西医病名"色汗症"，中医称为"黄汗"，为临床少见疾病。汗液颜色可有黄、黑、青、红、蓝等，以黄色最为常见，多由于大汗腺分泌大量色素脂褐质引起。患者汗液味臭，故还合并"臭汗症"。

"黄汗"病名最早见于《金匮要略·水气病脉证并治第七四》："黄汗之为病……汗沾衣，色正黄，如柏汁。"病机与营卫失和，湿热并瘀有关。本案汗黄且味臭，舌苔黄腻，乃湿热内甚，蕴蒸外溢作臭，迫液外泄，故以龙胆泻肝汤、二妙散清利湿热，辅以金银花、连翘加强清热解毒。三诊时汗液已转清无味，持续年余之黄汗臭汗症告愈。

（张烨整理）

31. 夜盗红汗治奈何

案　丁某，男，71 岁，2019 年 10 月 7 日初诊。喉间痰多色黄呛咳，口渴，饮水正常，夜间盗汗，汗质黏腻，色红染衣，以右侧肩背部为主，右侧肩背部曾于 2018 年 7 月患带状疱疹，经口服抗病毒药物及外用涂剂治疗 2 个月余好转，现无皮损，而左侧肩背部无汗。舌淡红，苔黄腻，脉细弦滑。有膀胱癌手术史。咳嗽痰热内扰，治拟清热化痰为主。

温胆汤加味：半夏 15 g，陈皮 12 g，茯苓 15 g，竹茹 15 g，枳实 12 g，厚朴 9 g，胆南星 12 g，糯稻根 30 g，瘪桃干 30 g，生地黄 15 g，丹皮 12 g，侧柏叶 15 g，14 剂。

据患者家属述，患者所出红汗染衣难以洗净。遂要求患者下次来诊时将难以洗净的红汗所染之衣带来。

二诊（2019 年 10 月 21 日）：患者带来红汗所染之棉毛衫，见白色棉毛衫的衣领、肩袖等处皆染红色，虽经洗涤，颜色犹存。服上药后，患者喉痰明显减少，盗汗亦有减少，汗液变稀，汗液仍色红而变浅，口臭。舌淡红，苔黄腻，脉细弦。肝胆湿热证，治拟清肝泄热，化湿止汗。

龙胆泻肝汤化裁：龙胆草12 g，山栀子12 g，黄芩12 g，柴胡12 g，生地黄12 g，当归12 g，泽泻12 g，车前子15 g（包煎），糯稻根30 g，瘪桃干30 g，14剂。

三诊（2019年11月4日）：盗汗止而红汗亦消，轻度腹泻，舌淡红，苔黄腻，脉细弦。湿热未尽，脾胃亏虚。

四妙散加味：苍、白术各12 g，黄柏12 g，薏苡仁30 g，川牛膝12 g，茯苓12 g，山药15 g，生黄芪30 g，焦三仙各12 g，麦冬12 g，五味子9 g，佩兰9 g，14剂。之后泻止，再无红汗。

按：本案有两点值得讨论：一是盗汗的病机及治法，二是红汗的机制及治则。关于盗汗的病机，《诸病源候论·虚劳病诸候上·虚劳盗汗候》云："盗汗者，因眠睡而身体流汗也。此由阳虚所致。"李东垣创制当归六黄汤治疗阴虚火旺之盗汗，被奉为"盗汗之圣药"。明清医家认识到湿热亦可致盗汗，如张景岳提出"湿气乘脾者，亦能作汗"，但他仍认为治当"去其火而湿自清"。清代高世栻《伤寒大白·盗汗》对湿热盗汗的病机和治法提出了独特见解："欲眠睡，合目则盗汗，此热在胆也，用小柴胡汤、泻心汤。今余推展清胆汤（柴胡、黄芩、竹茹、浓朴、广皮、甘草）重加柴胡、黄芩，互注合病，互参看。"并提出了清胆汤加减治法："合目则汗，胆经火旺，故用此方。若左寸脉大，是胆涎沃心，《家秘》加陈胆星、川黄连；兼小便不利，合导赤各半汤；左关数大，合龙胆泻肝汤，加归、芍、山栀、牡丹皮。"

本案治疗盗汗采用了类似高世栻的方法，所用处方主要为温胆汤合龙胆泻肝汤，取得了满意的效果。由此可见，肝胆湿热或痰湿内蕴确系盗汗病机之一，这一盗汗病机易为临床医生所忽视。

关于红汗的机制，西医学将"血汗症"定义为血液或血液色素混在汗液内而随着汗液排出，可见于血液病或感染性疾病。汗液隐血试验可呈阳性。在中医学看来，红汗为色汗症之一而已。《杂病源流犀烛·诸血源流》云："血汗者，或有病，或无病；汗出而色红染衣，亦谓之红汗。"色汗症是指由于各种原因导致的汗液被着色，尤以黄色汗液多见。目前色汗症的病因尚不明确，可能与汗腺产色素细菌、药物、食物及特殊疾病有关。

（顾志坚整理）

第三节 郁证性病证

 ## 32. 舌体灼热原由郁

临床常可遇见患者自诉味觉异常或舌觉异常，后者诸如舌痛、舌麻、舌僵及舌体灼热感，等等。陈言《三因极一病证方论》云："故心之本脉，系于舌根；脾之络脉，系于舌傍；肝脉，循阴器，络于舌本。"就舌觉灼热而言，一般看法多为心火上炎、脾胃蕴热或肝胆火旺所致，大抵分别采用清泻心火、清泻脾胃郁火或清泻肝胆之火的方法进行治疗。然而，临证并非总能应手而效。

在长期临床实践中，我们发现七情不遂导致味觉、舌觉异常者甚多，系郁证的临床表现之一，详细论证了郁证导致味觉、舌觉异常的情志病因、病机证候、治疗原则及其方药，主张治宜从郁论治[25]。

案 张某，女，48岁，2018年7月11日初诊。自觉舌体发热5年，午后尤甚，偶有舌体隐痛，时觉面颊发热，余无明显不适。舌淡红，苔薄，脉细弦。

处方：黄连9g，生地黄30g，石膏30g，升麻15g，丹皮12g，百合30g，知母12g，7剂。

二诊（2018年7月18日）：舌热依然，胸闷，自觉胸中有气上冲至咽，舌淡红，苔薄，脉细弦。

处方：柴胡12g，半夏12g，党参12g，甘草9g，黄芩12g，百合30g，淮小麦30g，炙甘草12g，生地黄15g，知母12g，14剂。

三诊（2018年8月1日）：舌热不再，奔豚气亦止，唯时觉胸骨后有痞闷感，舌淡红，苔薄，脉细弦。二诊方去生地黄、知母，加茯苓12g，竹茹18g，枳实12g，合欢皮15g，14剂。

按：在初诊本案时疑其存在郁证的可能性而用了《金匮要略》治疗百合病的百合地黄汤、百合知母汤，但由于患者舌热伴舌痛并面颊发热，还是将基本病机判断为胃热循经上灼舌体为主，故以清胃散为主进行治疗。

在二诊时得知，患者药后舌体灼热并无丝毫好转，且又有胸闷、奔豚气等症。尽管历代对奔豚气的因机证治存在各式各样的看法，但我们团队经过系列研究发现，奔豚气为自主神经功能障碍，本质上属于郁证范畴[26-29]。奔豚气的发生多与情志因素有关，导致肝郁失于疏泄、气机逆乱，且部分舌觉异常亦可以是情志病因所致的郁证类表现，故二诊时从郁论治，果断去除清胃散，在原百合地黄汤、百合知母汤的基础上，加小柴胡汤和解少阳枢机，加甘麦大枣汤养心安神，果然患者持续5年的舌体灼热感霍然消失。三诊再加温胆汤继续从郁论治^[30]，以巩固疗效。

中医并无"舌热"病名，本病被大致归于"舌痹""舌痛"等范畴。患者自觉舌体发热已有5年，时有舌体疼痛，西医或可诊断为灼口综合征（BMS），该病以口腔黏膜疼痛、烧灼感或感觉异常为主要临床表现。BMS病因复杂、发病机制不明确，缺乏特异而有效的治疗方法。但抗抑郁、抗焦虑类药物对伴有精神症状的BMS患者有一定疗效，心理疏导、认知疗法也有一定疗效。《灵枢·脉度》载："脾气通于口，脾和则口能知五谷矣。心气通于舌，心和则舌能知五味矣。"思虑伤脾可致舌病，中医学对本病证的认知远早于西医学，需我们发皇古义，融汇新知，不断加以继承发扬。

（张烨整理）

 ## 33. 郁证纳呆四诊参

案 包某，女，57岁，2019年2月14日初诊。食欲不振，不知饥饱，大便难，二日一行，量少稍干，口干，胸闷气短，寐差，常彻夜难眠。舌淡红，苔黄腻，脉细弦。有2型糖尿病史，服用降糖药，血糖控制尚可。但见患者面部线条僵硬及眼神不悦，遂旁敲侧击，得知其因家中琐事心境不佳，有悲伤欲哭感。辨为郁证，肝气郁结，心神失养；治拟疏肝理气，养心安神。

小柴胡汤、柴胡疏肝散、甘麦大枣汤合生脉饮加减：淮小麦30g，炙甘草12g，合欢皮30g，酸枣仁30g，半夏12g，黄芩12g，党参12g，干姜9g，麦冬12g，五味子12g，佛手9g，柴胡12g，香附12g，枳实12g，火麻仁30g，14剂。

二诊（2019年2月28日）：胃纳已开，胸闷仍存，大便量少，每日一行，夜寐仍然欠佳，舌弦同上。

小柴胡汤、生脉饮合温胆汤加减：半夏12g，竹茹12g，茯苓12g，枳实15g，柴胡12g，生晒参9g，黄芩12g，麦冬12g，五味子12g，合欢皮30g，酸枣仁30g，火麻仁30g，郁李仁15g，莱菔子30g，14剂。

药后诸症悉减，原先彻夜难眠，现睡眠改善可达5小时，大便通畅。

按：本案以"食欲不振"为主诉就诊，容易诊断为"纳呆"。然在诊疗过程中，通过望诊发现患者眼神不悦及面肌线条僵硬，以巧妙沟通敲开了患者的心扉，知其心情不佳，从而揭示出隐藏在临床表现背后的真正病因和病机，属于"郁证性纳呆"[31]，即纳呆不仅是脾胃病的常见症状，也可能是郁证的表现之一。《黄帝内经太素》曰："人有喜怒不能自节，故怒则阴气上，阴气上则上逆，或呕血，或不能食。"《古今医案按》云："不食之因甚多，而因郁因怒，其大端也。"我们认为凡由情志不遂引起且从郁论治有效的纳呆即为郁证性纳呆。郁证性纳呆存在两种形态：一是单纯郁证，病机主要有肝气郁结或化火，心脾郁结；二是病郁同存，即同时存在郁证与脾胃病，无论因郁致病还是因病致郁，其病机主要为肝胃不和。治疗可从疏肝解郁、益气养心和理气化痰入手。故初诊予小柴胡汤合甘麦大枣汤、生脉饮加减，患者主症明显改善。二诊因苔腻故改予温胆汤加强理气化痰，同时益气养心、行气润肠，遂诸症悉减。通过采用从郁论治的方药，不仅胃纳大开，不寐亦瘥。

本案的诊疗给我们四方面的启发。首先，四诊"望、闻、问、切"当以望诊为首。然而我们很多医生往往只重视问诊，对望诊尤其望诊在诊查郁证中的认识存在不足。其次，医患沟通需要医生通过真诚的态度取得患者信任，有技巧的问诊往往是揭开隐性郁证的重要方法。第三，主症固然重要，伴随症状及考察伴随症状与主症的关系绝不能忽视。本案患者有"胸闷气短，时常彻夜难眠"等伴随症，通过问诊又深挖得知其心境不佳，提示存在情志因素致病的可能性，对郁证判断并运用从郁论治具有重要作用。第四，"默默不欲饮食"是抑郁焦虑的常见表现之一，小柴胡汤和解少阳枢机，是治疗郁证的代表方。纳呆未必消化弱，为因默默情绪差，看似属于脾胃病，亦多解郁可以瘥。

（顾志坚整理）

34. 胃痞嘈杂从郁治

案 金某，女，61岁，2019年3月28日初诊。胃脘嘈杂，中脘痞胀不舒，偶有泛酸，食冷不适，胃纳尚可，口干唇裂，腰痛，大便一日2次。自诉平素较敏感，精神易紧张。舌红少津，少苔，脉细弦。上月胃镜示慢性胃炎，肠镜示结肠息肉。

处方：太子参 15 g，北沙参 15 g，枸杞子 12 g，生地黄 12 g，麦冬 12 g，当归 20 g，佛手 9 g，苏梗 12 g，肉豆蔻 10 g，杜仲 30 g，14 剂。

二诊（2019 年 4 月 11 日）：大便通畅，余症未减，仍觉胃脘嘈杂并痞胀堵塞感，夜寐差，舌脉同上。

处方：半夏 12 g，竹茹 12 g，茯苓 12 g，枳实 12 g，太子参 15 g，麦冬 12 g，五味子 12 g，百合 30 g，生地黄 12 g，合欢皮 15 g，郁金 12 g，焦三仙各 12 g，7 剂。

三诊（2019 年 4 月 18 日）：胃脘嘈杂痞胀感均告消失，夜寐易醒，舌偏红，苔薄，脉细弦。上方去郁金、百合、焦三仙，麦冬、生地黄、合欢皮各增加至 30 g，再加酸枣仁 30 g，鲜石斛 30 g，黄芩 12 g，天花粉 9 g，14 剂。

后门诊随访，患者胃脘痞胀未再出现，夜寐较前亦有所改善，唯觉口干，继续以益气养阴生津法调治。

按：本案初诊胃脘痞胀嘈杂兼口干唇裂、舌红少津、少苔，判为胃阴亏虚而施以一贯煎加减为治，但疗效不甚满意。二诊患者补诉夜寐欠安，此症通常为情志因素所致为多，结合患者平素比较敏感、容易精神紧张，遂改为从郁论治，以百合地黄汤、生脉散及温胆汤进行治疗。服药 1 周，胃脘嘈杂痞胀感反而均告消失。效不更方，原方增损再进 14 剂以巩固疗效。后随访患者胃痞嘈杂不再。此案提示，一般辨证论治无效时，定有另因，需要进一步了解患者心身情况而形神兼调。

临床上有相当多的患者因受情绪因素影响，出现脾胃病的症状。我们团队将脾胃病分为郁证性脾胃病和非郁证性脾胃病两类，前者多为功能性疾病，后者多为器质性疾病。本案虽然胃镜检查显示为慢性胃炎，但多数人胃镜检查均有慢性胃炎，一般并无甚临床表现；本案患者平时精神较易紧张且有不寐，显示为郁证性病证的征象，据此判为郁证性脾胃病范畴；二诊以后改以从郁论治，方以益气养阴补心，化痰安神为主，果然获效显著。

（张涛整理）

35. 郁证呕恶治从郁

我们团队首创"郁证性脾胃病"论，将脾胃病划分为非郁证性脾胃病与郁证性脾胃病两类。郁证性脾胃病并无消化道器质性疾病，乃是七情不遂所致郁证表现出在"脾胃系"的症状，诸如恶心呕吐、胃痛胃痞、嘈杂吞酸、纳呆腹胀、便秘腹泻，看似脾胃病，实因于情志失调所导致的郁证，诸如肝气郁结、肝火上炎、心气不足、心神失守等，治疗当从郁论治或从郁论治结合调理脾胃。我们将郁证性脾胃病的本质概括为十六字："症在脾胃，因于七情，机在肝心，治需从郁。"[32-42]。

案1 范某，女，54岁，2020年4月27日初诊。恶心呕吐，自2005年乳腺癌手术后睡眠欠佳，入睡难、易醒，平素忧思忧虑，时悲伤欲哭。患者诉因丈夫外遇致夫妻关系不和，但因考虑女儿故未离婚，加之父母先后离世，导致长期心情不愉快。舌淡红，苔黄，脉细弦。

小柴胡汤、温胆汤合生脉散加减：半夏12 g，竹茹12 g，茯苓12 g，枳实12 g，柴胡12 g，黄芩12 g，党参12 g，麦冬12 g，五味子9 g，合欢皮30 g，酸枣仁30 g，白术12 g，红枣7枚，14剂。嘱患者注意自我调节情绪。

二诊（2020年5月11日）：服上药后，恶心呕吐止，睡眠改善，但仍夜寐易醒，口干，大便欠畅伴不尽感，每日1～2次，舌脉同上。上方去白术，加淮小麦30 g，炙甘草12 g，天花粉10 g，玄参30 g，生地黄30 g，火麻仁30 g，7剂。

案2 潘某，男，31岁，2018年7月19日初诊。恶心呕吐，上半身不定疼痛，头晕，前胸酸胀"犹如被打了几巴掌"，畏寒畏风，炎炎夏日需穿2件长袖并着围巾，寐差。上述诸症已半年有余。望患者眼神忧郁，目泛寒光。追问得知患者离婚，长期情绪欠佳。舌淡红，苔薄，脉细弦。

小柴胡汤加味：柴胡12 g，半夏12 g，黄芩12 g，党参12 g，甘草9 g，茯神15 g，合欢皮12 g，五味子9 g，酸枣仁15 g，鸡血藤30 g，防风12 g，羌活12 g，独活12 g，徐长卿30 g，附子9 g，干姜15 g，14剂。另予氟哌噻吨美利曲辛片，每日1次，每次1粒，口服。

二诊（2018年8月2日）：服用以上中西药物后，恶心呕吐除，畏风畏寒减轻，自觉情绪好转，唯仍胸背不适、头晕。继以小柴胡汤及生脉散加味：柴胡12 g，半夏12 g，黄芩12 g，甘草9 g，党参12 g，麦冬12 g，五味子9 g，羌、独活各12 g，威灵仙12 g，14剂。

恶心呕吐完止，寐可；畏寒畏风、胸背不适、上半身不定疼痛进一步减轻。

案3 王某，女，51岁，2017年11月22日初诊。呕吐，泛酸，左上腹烧灼不适感，已有2个月余，纳可，二便调。舌暗，舌下静脉迂曲，脉细弦。追问病史，患者诉因近期工作压力大，情绪欠佳。

逍遥散加减：柴胡 12 g，香附 15 g，白芍 60 g，炙甘草 12 g，当归 12 g，炒白术 12 g，茯苓、茯神各 15 g，薄荷 6 g，干姜 9 g，玫瑰花 12 g，代代花 12 g，凌霄花 12 g，7 剂。

二诊（2018 年 11 月 29 日）：药后诸症减轻。续予原方 14 剂以资巩固。

按： 恶心呕吐可以是肝胆病而并非全是脾胃病的表现。《临证指南医案》："因呕吐不食，胁胀脘痞等恙，恐医者但认为脾胃之病，不知实由肝邪所致，故特为揭出，以醒后人之目耳。""呕吐症……其所以不降而上逆呕吐者，皆由于肝气冲逆，阻胃之降而然也。"《温热经纬》："呕，肝病也。"《温热逢源》："呕属肝病。"《三家医案合刻》："气上撞心、饥不能食、干呕腹痛，全是肝病见端。"其病因皆缘于怫郁忧怒伤肝，病因病机在于肝胆气机失和，诚如《温病条辨》所说"盖胃之为腑，体阳而用阴，本系下降，无上升之理，其呕吐哕痞，有时上逆，升者胃气，所以使胃气上升者，非胃气也，肝与胆也。故古人以呕为肝病，今人则以为胃病已耳。"治疗无疑需要从肝论治，正如《辨证录》所说："治法不必止吐，而惟在平肝。"

恶心呕吐也可以是心郁或合并肝郁所致。《医旨绪余》："火郁发之，火郁者，心郁也。发者，发越之谓也。火性炎上，怫逆不遂，则郁。故凡瞀闷目赤，少气疮疡，口渴溲黄，卒暴僵仆，呕哕吐酸，瘈疭狂乱，皆火郁症也。"《杂病广要·脏腑总证》："心乘肝，必吐利。"治疗要养心安神。恶心呕吐也可以是脾郁所致。《医学入门》："有郁结在脾……或烦闷作渴加呕……皆忧思气结。"治疗要在解除忧思伤脾气结。总之，七情不遂可致呕恶，诚如《金匮翼》所指出："七情内郁，关格不平，此气攻之症，经所谓诸郁干胃则呕吐是也。"对于郁证性恶心呕吐，治需从郁。

以上所举恶心呕吐案例，不难看出均不同程度存在七情不遂的致病缘由。在治疗上，并没有采用和胃降逆止呕，而是本着自创的郁证脾胃病学术观点，无不从郁论治而愈。郁证性脾胃病（包括但不限于呕恶）与非郁证性脾胃病的临床鉴别主要有以下几点：① 七情不遂所致。② 排除器质性消化系疾病或器质性疾病。③ 除了呕吐等脾胃系症状外，通常伴有郁证症状。④ 从郁论治有效。

小柴胡汤具有和解少阳肝胆枢机的作用，是治疗郁证的基本方。七情不遂，气机郁滞易致痰湿内生，温胆汤是治疗郁证性痰湿的重要方剂。人皆云生脉散功效益气生津、敛阴止汗，该方乃养心安神之佳品，我们团队常用以治疗郁证及郁证性不寐。至于逍遥散、甘麦大枣汤皆为治疗郁证之方，无需赘言。以上有关郁证性呕恶的诊治案例，充分证明"郁证性脾胃病"学说是经得起临床实践检验的。

（耿琦整理）

36. "肝与大肠相通"论

大家都知道"肺与大肠相表里"，但知道"肝与大肠相通"论吗？最早提出"肝与大肠相通"者为明代医家李梴，其在《医学入门》道："肝与大肠相通（肝病宜疏通大肠，大肠病宜平肝经为主）。"明代医家秦景明在《症因脉治》中指出："怒则气上，思则气结，忧愁思虑，诸气怫郁，则气壅大肠，而大便乃结。"说明情志怫郁令肝气郁结，失却条达，可致肠壅便秘。换言之，大肠排便易受情志因素影响，与肝主疏泄的功能正常与否密切相关。

清代医家附和此论甚众。唐容川《金匮要略浅注补正》直白："肝主疏泄大便，肝气既逆，则不疏泄，故大便难。"黄元御《四圣心源》婉言："盖肾司二便，而传送之职，则在庚金；疏泄之权，则在乙木。阴盛土湿，乙木郁陷，传送之窍既塞，疏泄之令不行。大肠以燥金之腑，闭涩不开，是以糟粕零下而不黏联，道路梗阻而不滑利；积日延久，约而为丸。"意即大便异常虽关乎肾、肺、大肠，亦关乎肝，乙木郁陷疏泄失权则影响大肠传送。吴谦《医宗金鉴》干脆提出如同胁痛一样，大便困难本是肝经病变："肝自郁则失其条达之性，必本经自病，故便难两胠痛也。"

肝为刚脏，其气主升，易动难静；肝为将军之官，刚愎急躁，易被激怒；肝为五脏之贼，肝病容易影响其他脏腑也出现病变。这些都是由肝主疏泄、体阴用阳的生理病理特性所决定的。与肝相表里的胆腑难以独为肝降泄浊气，尚需借道大肠而行降浊功能。故肝气疏泄正常则利于大肠排出糟粕，反之大肠开合有度则利于肝气条达。当七情五志郁久化火，耗伤阴津血液，更易肠枯便秘。

案 贾某，女，32岁，2008年11月28日初诊。寐浅梦多，一夜醒来3～4次，平素心烦易怒，易饥，牙宣牙酸，头痛，怕冷，大便欠通畅。舌尖偏红，苔薄，脉细。证为肝郁化火；治拟疏肝解郁，清热泻火，潜阳安神。

丹栀逍遥散加味：丹皮 12 g，生栀子 12 g，柴胡 12 g，香附 15 g，当归 12 g，白芍 12 g，茯神 12 g，白术 12 g，薄荷 6 g，酸枣仁 15 g，粉龙骨 30 g，牡蛎 30 g，夜交藤 30 g，合欢皮 15 g，7 剂。

二诊（2008 年 12 月 9 日）：睡眠较前改善，便秘，牙宣牙酸，头胀怕冷，舌红，苔黄，脉细弦。改仿凉荣泻火汤养阴清泻肝火：生地黄 12 g，熟地黄 12 g，赤芍 12 g，白芍 12 g，当归 15 g，川芎 15 g，麦冬 15 g，生栀子 15 g，制大黄 5 g，7 剂。

三诊（2008 年 12 月 19 日）：夜寐安稳，大便通畅，头不通不胀，齿不衄，仍怕冷。上方加附子 12 g，细辛 3 g，7 剂。

四诊（2008 年 12 月 30 日）：大便通畅，怕冷愈。再予 7 剂以资巩固疗效。

按：本案首诊主诉不寐而非便秘。根据心烦易怒、消谷善饥、牙宣出血、头痛、大便欠畅且舌尖偏红等，判为肝郁化火证而用丹栀逍遥散为主进行治疗。二诊睡眠得到改善，便秘遂随之上升为主症，根据"肝与大肠相通"理论，仍以清泄肝火为治，仿凉荣泻火汤处方，结果除怕冷外，所有症状都得以消失。

患者怕冷，判为肝郁化火是否妥当？畏寒怕冷存在较多病因病机，也有属于郁证性畏寒者[24, 43]，不妨以清泄肝火法行试探性治疗；用大黄附子汤后怕冷消失，表明本案是寒热错杂的证候。

本文重点要讨论的是，根据"肝与大肠相通"的理论，需要充分把握肝火-便秘-清肝泻火治则方药的关系。我们发现，清泻肝火方剂多有大黄，例如，泻肝柴胡散（《太平圣惠方》）：柴胡、玄参、甘菊花、地骨皮、羌活、细辛、川大黄、石膏、黄芩、羚羊角屑、蔓荆子、炙甘草；泻青丸（《医学入门》）：龙胆草、当归、川芎、山栀子、大黄、羌活、防风、竹叶、薄荷；泻青丸（《小儿药证直诀》）：龙胆草、当归、川芎、山栀子仁、川大黄、羌活、防风；当归龙荟丸（《丹溪心法》）：龙胆草、当归、栀子、黄连、黄柏、黄芩、芦荟、大黄、木香、麝香，一方加青黛；凉荣泻火汤（《外科正宗》）：川芎、当归、白芍、生地黄、黄芩、黄连、山栀子、木通、柴胡、茵陈、龙胆草、知母、麦冬、甘草、酒炒大黄，等等。这是因为一方面，肝经郁火多有便秘；另一方面，大黄实有清泻肝火的作用，使肝火随糟粕从大肠降泄而去。

凉荣泻火汤在清泻肝火方中是比较特殊的一剂，不妨可看作是由龙胆泻肝汤、茵陈蒿汤、四物汤合成的方剂，其特点是针对肝体阴而用阳的特性，清泻肝火祛邪与养阴扶正并举、标本兼顾，适用于肝火兼有阴血亏虚、虚实夹杂的证候。二诊时仿此方选用了其中的四物汤、麦冬养阴补肝体，仅以山栀子、制大黄清泄肝火制肝用，用药十分委婉简洁。本案虽小，乃是基于"肝与大肠相通"理论的临床实践，具有启迪意义。

"肝与大肠相通"论不仅可致便秘，同样可致泄泻（肝泄），是我们团队立"郁证便秘论""郁证泄泻论"的主要理论依据之一[36-37]。

（顾志坚整理）

37. 从郁论治泻自止

我们团队通过长年对郁证的发微研究，发现脾胃病存在非郁证性脾胃病与郁证性脾胃病两类，后者即是指七情不遂导致出现一系列脾胃病类症状，但消化系统检查却并无异常发现，或虽有些微异常却无法合理解释病情，多为功能性疾病，其发病与情志因素密切相关。我们团队先后论证了"郁证泛酸论""郁证嗳气论""郁证嘈杂论""郁证痞满论""郁证纳呆论""郁证便秘论""郁证泄泻论""郁证呕恶论""郁证味觉舌觉异常论""郁证肛病论""郁证疲劳论""郁证虚劳论""郁证消瘦论""郁证脾病论"以及"郁证脾胃病论"等[45-47]。其中，郁证性泄泻的证治包括以逍遥散为主治疗怒泄，以益脾镇惊散为主治疗惊泄，以痛泻要方、逍遥散为主治疗肝泄（又名痛泻），以天王补心丹养心安神为主治疗心劳劳泄，以逍遥散、越鞠丸、补中益气汤及归脾汤加减治疗脾劳劳泄，以补养肺气调整气机升降以及健脾为主治疗肺劳劳泄等。

郁证性泄泻以肝泄最为常见。治疗郁证性泄泻与治疗其他郁证性脾胃病一样，均需以从郁论治作为基础治疗方法，同时做到以下四结合原则：① 从郁论治药物疗法与非药物情志疗法相结合。② 解郁治本与郁证脏腑定位（肝郁、心郁、脾郁）相结合。③ 从郁论治与辨证（症）论治相结合。④ 从郁论治与化痰祛瘀相结合。

尽管临床上郁证存在多种病机与多种临床（躯体）表现，但我们常用小柴胡汤（或逍遥散、丹栀逍遥散、龙胆泻肝汤）和解枢机、疏肝理气、解郁清火，用温胆汤清胆化痰、生脉饮养心宁神，以此三方组合为治郁基础方[48]。

案 陈某，男，30岁，2020年2月17日初诊。主诉：反复泄泻两三年。患者于某国际会计师事务所工作，平素工作压力大，每日服用抗抑郁抗焦虑药阿米替林2片。近两年来每日大便3～5次，平均4次，大便松散不成形，伴有便前腹痛，便后痛止；入睡困难，夜寐不佳，胃纳尚可；体型偏胖。舌淡红，苔薄黄腻，脉细弦。诊断为郁证性泄泻，证属肝郁脾虚；治拟疏肝解郁，健脾止泻。

处方：党参12g，柴胡12g，半夏12g，黄芩12g，白芍15g，甘草12g，茯苓15g，竹茹12g，白术炭15g，炮姜炭15g，麦冬12g，五味子9g，合欢皮30g，酸枣仁30g，7剂。同时嘱其阿米替林减量至每日服用1片。

二诊（2020年2月24日）：服上药后大便次数减少至每日2～3次，便前腹痛较前减少较轻，大便亦较前成形，但入眠困难无明显改善。阿米替林减量后无不适反应。舌淡红，苔黄腻，脉细弦。上方酸枣仁增至60g，14剂。

三诊（2020年3月9日）：服药期间每日解大便2次，便质偏烂，再无便前腹痛，睡眠质量提高。患者症情明显改善，考虑患者工作较忙，服用中药不甚方便，遂委托中药店将上方加工成膏方以方便服用。

按： 本案看似属于痛泻肝泄（相当于肠易激综合征），其发病及病情与工作压力大造成精神抑郁焦虑有关，所以西医予阿米替林抗抑郁治疗，然则病情未见改善，故来求治于中医。整个治疗过程体现出了"四结合"的原则：① 药物治疗与非药物治疗相结合。药物治疗采用小柴胡汤、温胆汤、生脉饮从郁论治为主；结合对患者进行开导安慰，包括嘱患者减服阿米替林，对患者起到提升信心的安慰作用。② 解郁治本与郁证脏腑定位相结合。本案临床症状主要表现肝郁、心郁，故主用小柴胡汤与参麦饮加合欢皮、酸枣仁为治。③ 从郁论治与辨证论治相结合。泄泻腹痛与睡眠障碍是本案郁证的主要症状，故从郁论治外，用茯苓加白术炭、炮姜炭健脾止泻，用芍药甘草汤缓急止痛；加用合欢皮、酸枣仁安神助眠，尤其在二诊时加大了酸枣仁用量。酸枣仁并无止泻作用，但加大其分量后，不仅明显改善了睡眠，而且腹痛便泄症状也随之得到进一步减轻。充分说明从郁论治能有效改善郁证性脾胃病泄泻症状，提示从郁论治与辨证论治相结合有助于提高疗效。④ 我们认为，大凡郁证日久难愈者，多兼痰瘀，为了提高从郁论治的效果，有时需要与化痰和（或）祛瘀相结合。痰湿和瘀血常是郁证的病理产物及病机[30]，故本案加用温胆汤清胆和胃，化痰解郁，又可治虚烦不寐。

（张涛整理）

38. 郁证不寐四脏调

案 梅某，女，74 岁，2019 年 4 月 29 日初诊。主诉：不寐数年，每日凌晨两三点即醒，醒后再难入睡，噩梦多，醒后惊悸感，口苦舌辣。舌淡红，苔薄，脉细弦。

处方：柴胡 12 g，半夏 12 g，茯苓 12 g，竹茹 12 g，枳实 12 g，黄芩 12 g，黄连 6 g，党参 12 g，麦冬 12 g，五味子 12 g，合欢皮 30 g，酸枣仁 30 g，生龙骨、牡蛎各 30 g，珍珠母 30 g，灵磁石 15 g，木香 12 g，红枣 7 枚，龙眼肉 7 枚，14 剂。

二诊（2019 年 5 月 13 日）：睡眠有所改善，服药后能多睡 2 小时，仍有早醒，但醒后尚能入睡，噩梦减少，醒后惊悸感大减，口苦舌辣感亦基本消失，舌脉同上。首诊方去木香，加远志 9 g，石菖蒲 12 g，焦三仙各 12 g，14 剂。

三诊（2019 年 5 月 27 日）：睡眠质量明显改善，不再早醒，舌辣消失，自觉舌麻，患者自觉疗效满意。顷诊添诉上肢肘、肩、背腰肌肉等多处不定疼痛，已有两三年，舌淡红，苔黄腻，脉细弦。首诊方去黄连、生龙牡、珍珠母、灵磁石、木香，合欢皮减为 15 g，酸枣仁减为 12 g，加羌、独活各 12 g，威灵仙 12 g，苍术 12 g，蜈蚣粉 2 g（吞服），14 剂。

四诊（2019 年 6 月 10 日）：服上药 10 剂后，周身疼痛即止。

按： 不寐是临床常见病症，病机有阴阳失衡、营卫失常、脏腑失调、神魂失用、气血紊乱（亏虚或瘀滞）、内外邪气干扰等，但临床上绝大多数不寐患者均有精神情志因素的影响，我们团队将之称为"郁证性不寐"，认为情志因素影响脏腑生理功能导致不寐者，多与心、胆、肝、脾有关。

心藏神，主神明。《景岳全书》云："盖寐本乎神，神其主也，神安则寐，神不安则不寐。"脾主思，思虑过度则伤脾。肝藏血舍魂，主疏泄而调畅情志及全身气机。南宋许叔微《普济本事方》云："平人肝不受邪，故卧则魂归于肝，神静而得寐。今肝有邪，魂不得归，是以卧则魂扬若离体也。"胆附于肝，为中正决断之官。隋代巢元方《诸病源候论》载："若心烦不得眠者，心热也；若但虚烦而不得眠者，胆冷也。"清代沈金鳌《杂病源流犀烛》载："有心胆俱怯，触事易惊，梦多不祥，虚烦不寐者，宜温胆汤。"《类证治裁·不寐》载："由胆火郁热，口苦、心烦，温胆汤加丹皮、栀子、钩藤、桑叶。"

基于以上认识，我们治疗郁证性不寐常遣温胆汤、小柴胡汤、生脉散、归脾汤熔于一炉，养心脾以安神思，疏肝郁以和枢机，清胆热以化痰热，心脾肝胆同治，气血痰热兼调。此遣方用药思路实为治疗"郁证性不寐"之良策，屡获效验。但在具体用药时，尚需兼顾不同患者的不同情况进行调节加减。以本案而言，首诊因梦多惊悸，故加龙骨、牡蛎、珍珠母、灵磁石重镇安神，生龙牡与小柴胡汤配合，亦取柴胡加龙骨牡蛎汤之意；口中苦辣，故取黄连温胆汤加强清热化痰作用。三诊时患者又诉全身肌肉疼痛，故加羌独活、威灵仙、苍术、蜈蚣祛湿通络止痛。

经我们团队多年潜心研究发现，举凡心悸怔忡胸痹、口味舌觉异常以及疼痛诸证（症），如同不寐一样，均有可能为七情不遂之郁证所致[49-52]。本案即属这类情况，无论患者出现或增诉什么病情，只要属于郁证病机，即应守住从郁论治原则及其基本方，再根据具体情况适当进行药物加减调节。

（张涛整理）

39. 奔豚怪症多由郁

"奔豚"早在《灵枢·邪气藏府病形》中即有记载。张仲景在《金匮要略·奔豚气病脉证治第八》篇中对奔豚病的病因有详细阐述："病有奔豚……皆从惊恐得之。"明确指出奔豚气病得之于七情不遂情志病因。我们团队认为，奔豚气病是基于精神心理因素的自主神经功能紊乱，具有郁证的临床特征，本质上属于郁证范畴，应当从郁论治。

案 黎某，女，44 岁，2019 年 4 月 11 日初诊。胃脘痞胀已有 4 个月余，自觉胃中时有气体窜动，称气体窜动时可自行触及腹部有包块凸起。其发作与饮食无关，进食前后均有发作，但矢气后会有减轻，转移注意力后亦有所减轻。胃纳可，大便较干结，欠通畅。自诉于今年 1 月份某次外出饮食后即出现上述诸般不适。此外，夜寐差已有多年，谓曾有医生诊断其为"抑郁状态"，但未服用过抗抑郁药物。扪之脘腹部平坦，并无包块隆起。舌暗红，苔薄，脉细弦。2019 年 3 月 28 日胃镜示慢性胃炎；病理示胃窦炎症（＋），肠化（＋）。中医诊断为奔豚气，证属木郁乘土，兼心神不宁；治拟疏利肝胆枢机，理气化痰，养心安神。

小柴胡汤、二陈汤合生脉散加减：半夏 12 g，青、陈皮各 12 g，茯苓 12 g，枳实 15 g，党参 12 g，五味子 12 g，麦冬 12 g，合欢皮 15 g，郁金 15 g，酸枣仁 30 g，柴胡 12 g，黄芩 9 g，甘草 9 g，莱菔子 15 g，生姜 3 片，红枣 7 枚，龙眼肉 7 枚，7 剂。

二诊（2019 年 4 月 18 日）：服药后胃脘痞胀明显缓解，气体窜动感随即消失，矢气增多，睡眠亦明显改善。上方去青、陈皮，加木香 12 g，槟榔 12 g，佛手 9 g，炒谷、麦芽各 12 g，14 剂。

三诊（2019 年 5 月 2 日）：诸症均消。今诉另有霉菌性阴道炎，下阴瘙痒，月经量少，遂转治霉菌性阴道炎与月经量少。

按： 奔豚气病具有"自觉气体在体内异动"特征，临床典型表现为患者自觉有一股气流从少腹上冲至胸咽，气塞如堵，发作时多惊恐烦闷"欲死"，痛苦莫可名状，须臾冲气平复如常。奔豚气也可起于上中脘、腰部、双下肢，甚至二阴、颈部、面部等部位，也可止于心下、胃脘、腹部、胁肋、四肢、头面部、二阴等部位。奔豚气以气由下冲上居多，偶尔也有向下冲、向左右冲、向后冲者，或直上直下，或斜上斜下，部分患者尚可自觉气体在肢体部位异动。我们团队认为，奔豚气多属郁证的表现。

就本案来看，患者自觉胃脘痞胀不适并觉胃中有气体流窜不息，无疑属于奔豚气病；虽有慢性胃炎，但无法合理解释"胃中时有气体窜动"的症状。朱丹溪提出"怪症必有痰"论，国医大师颜德馨提出"怪症必有瘀"。我们团队在此基础上，于多年前就提出"怪症必有郁"论，其核心思想是，凡是不符合一般医学常识与逻辑、运用一般病理生理学知识难以做出合理解释的怪异症状，多由郁证所致。从某种意义上来说，"怪症必有痰"论和

"怪症必有瘀"乃是属于"怪症必有郁"的具体表现形式，"怪症必有郁"论可以囊括"怪症必有痰"论和"怪症必有瘀"论，因为痰瘀多是郁证气机郁滞所造成的病理产物。按照此观点，化痰、祛瘀亦属于广义"从郁论治"的范畴，这不仅有大量古代医家的论述为证，现代《实用中医内科学》列举出有关郁证的八种治疗原则，化痰法及祛瘀法赫然列在其中。

本案患者常年不寐，不寐与郁证关系最为密切。本案胃脘痞胀与饮食并无关联，转移注意力后脘痞可有所减轻，提示本病与精神心理因素有关。患者本人坚持认为其症状与今年1月份某次外出饮食有关。我们将患者本人把某种不适归咎于与很久以前的某次事件相关这一现象称为"强行关联"，这通常也是郁证的临床特点之一。

基于以上认识，将本案诊断为郁证，采用从郁论治的方法，即以和解少阳枢机、疏肝理气、宁胆化痰、养心安神为治则。患者服药7剂，不仅胃痞缓解、气窜顿消，睡眠亦得改善；服药3周后，诸症均除。事实证明，将奔豚气视作郁证并从郁论治的诊疗思路是正确的，未必一定要机械搬用奔豚汤、桂枝加桂汤及茯苓桂枝甘草大枣汤类方进行治疗。

（张涛整理）

 ## 40. 妙用经方治蚁行

皮肤或肌肤蚁行感，是身体如有蚂蚁爬行般的感觉，西医一般认为多是末梢神经障碍所致，对此并无很好的治疗方法，无非营养神经和（或）嘱患者服用一些维生素，但收效甚微。中医将此归于"血痹"范畴，张仲景《金匮要略》提到血痹的临床表现是"身体不仁，如风痹状"，包括身体出现诸如蚁虫行走等异样感觉；治疗采用黄芪桂枝五物汤益气温经，和血通痹。

案 张某，女，43岁，2019年3月21日初诊。最近数月来全身如有蚂蚁爬行般不适，心烦意乱，夜间辗转反侧，难以入眠，纳可，二便尚调。舌淡红，苔薄，脉细弦。诊为"血痹"。

处方：生黄芪30g，桂枝12g，赤、白芍各12g，甘草12g，麦冬12g，五味子9g，酸枣仁15g，合欢皮30g，生龙骨、蛎牡各30g，7剂。

二诊（2019年3月28日）：服上药不到1周，全身蚁行感竟已消失，睡眠亦有改善，舌脉同上。效不更方，再予14剂以巩固疗效。

三诊（2020年3月12日）：诉去年就诊服用中药之后，蚁行感等诸般不适均好转进而消失，故未再来复诊。但近1个月以来，周身蚁行感又作，夜寐不安，且有自汗多，口干，潮热。舌淡红，有齿痕，苔薄白，脉细弦。

处方：生黄芪30 g，桂枝12 g，赤、白芍各12 g，生姜3片，红枣5枚，炙甘草9 g，麦冬12 g，五味子12 g，酸枣仁15 g，合欢皮15 g，煅龙骨、牡蛎各30 g，太子参12 g，浮小麦50 g，黄柏12 g，知母12 g，地骨皮15 g，14剂。

2周后复诊：周身蚁行感基本消失，潮热亦告消失，睡眠正常，自汗明显减少。仍以上方14剂善后。

按：众所周知，黄芪桂枝五物汤是治疗血痹肌肤虫蚁行走感的经典方剂，故见本案容易断为是以黄芪桂枝五物汤为主治疗血痹的医案。然而情况并非如此简单，治疗此案另有深意在内。

首先，需要注意到在处方中布局了多个经方：① 治疗血痹肌肤麻木不仁的黄芪桂枝五物汤。② 治疗黄汗烦躁、"如有物在皮中状"的桂枝加黄芪汤。③ 治疗心肾不交，失精梦交的桂枝加龙骨牡蛎汤。④ 治疗烦躁的桂甘龙牡汤。桂枝加黄芪汤仅较黄芪桂枝五物汤多一味甘草而已，亦治"如有物在皮中状"的异常感觉；桂枝加黄芪汤、桂甘龙牡汤均能主治"烦躁"类精神性症状；桂枝加龙骨牡蛎汤针对心肾不交的病机，此乃是郁证性病证常见病机之一。此外，浮小麦虽不同于淮小麦，亦有一定的安神作用，故含有治疗郁证脏躁的甘麦大枣汤意味在内。

我们将肌肤麻木（包括皮肤感觉异常）分为功能性麻木和器质性麻木两大类，后者诸如中风后遗症、颈椎病、神经脱髓鞘等疾病，前者是指实验室检查并无异常发现、多因心理因素导致自主神经功能紊乱所致，常见于抑郁症、焦虑性神经症之惊恐障碍、躯体化障碍等精神类疾病，不少具有中医郁证性麻木的特质，治疗需从解郁着手[53]。本案患者既往无神经系统疾病或糖尿病，除了蚁行感皮肤异常感觉外，同时还有心烦意乱、夜寐不安等郁证性病证常见的伴随症状。另外，患者多在春天发病，春三月发陈，即是肝木升发之性，肝应于春，升发疏泄过与不及，皆易致郁而病。

因此在治疗上，我们联合运用了能治疗郁证性病证的诸般经方；加用酸枣仁、合欢皮解郁安神，以配合龙骨、牡蛎镇惊安神；生脉散原治气阴两虚证，可配合用于治疗不寐等郁证性病证；隔年春天患者还有汗多、口干、潮热，阴虚内热明显，故再加用太子参、浮小麦、黄柏、知母、地骨皮，以益气生津清内热。从疗效来看，经过以上治疗后，不仅蚁行感消失，而且不寐、自汗、潮热、口干等症也几乎同步消失。以上案例诊治看似简单，实则内蕴奥旨玄妙，值得品味。

（张涛整理）

 ## 41. 多重主诉需解郁

案 张某，女，66岁，2019年8月19日初诊。主诉：10日前无痛性肉眼血尿1次。查尿常规示红细胞（++）。腹部超声、腹部CT示右肾小结石、肝囊肿。刻下：口苦，怕热，牙龈肿痛，耳痛，进食后胃痛，纳食欠馨，有长期失眠史，悲伤欲哭。舌淡红，苔黄，脉细弦。证属肝郁化火，治以清泻肝胆火热。

龙胆泻肝汤合清胃散加减：龙胆草12g，山栀子12g，黄芩12g，柴胡12g，生地黄12g，当归12g，泽泻12g，车前子15g，黄连6g，升麻12g，丹皮9g，石膏12g，7剂。

二诊（2019年8月26日）：服上药仅1剂全身不适即缓解，耳痛止；次日胃痛止，纳增；服3剂后，牙龈痛止可咬合，仅略有口苦，情绪明显好转，体重增加1kg，睡眠改善；舌淡红，苔黄，脉细弦。上方去升麻、丹皮、石膏，加麦冬12g，五味子9g，太子参12g，竹茹12g，合欢皮15g，酸枣仁15g，14剂。

三诊（2019年9月9日）：患者自述服药期间"非常舒坦"，睡眠明显改善，口苦不再。

按：患者以"无痛性肉眼血尿"就诊，实际主诉繁多，涉及多部位、多脏腑，且有长期失眠病史，平素情绪低落，悲伤欲哭，就诊时流泪。据此判断为"郁证"，其"口苦、牙龈肿痛、耳痛、胃痛、纳呆"等病症均由肝郁化火引起，清肝胃之火亦属从郁论治范畴。故服用1剂全身不适即缓解，可谓取效神速；二诊胃热几除，减清胃之品，辅以补气养心安神以巩固疗效。

解郁远非只有"疏肝理气"治法一途。而应根据郁证病变脏腑，分别侧重肝郁、心郁、脾郁。解肝郁法有疏肝理气解郁、清泻肝热肝火、柔肝抑肝；解心郁法有补益心气、益阴养血、养心安神定志、清泻心火、交通心肾；解脾郁法有健脾益气、补养心脾，等等。本案郁证属肝火亢盛，兼胃火炽盛，故泻肝清胃之火并举。肝胃火热得以清泄后，耳痛、纳呆、失眠、情绪低落等其他症状也随之明显改善。

（张烨整理）

 42. 盗汗证治蓄玄机

案 张某，男，67岁，2015年3月20日初诊。睡眠不佳1年有余，早醒，每日只能睡3～4小时，每日服用枣仁安神胶囊并不见效。夜间盗汗，时有心悸，心电图示房性早搏。舌淡红，舌下静脉迂曲，苔薄，脉细弦。始以活血化瘀，养心安神敛汗为治。

处方： 当归12 g，丹参30 g，生地黄12 g，桃仁12 g，赤芍12 g，红花12 g，川芎12 g，川牛膝12 g，夜交藤30 g，合欢皮15 g，生龙骨、牡蛎各30 g，麦冬12 g，五味子9 g，酸枣仁15 g，糯稻根30 g，大枣10枚，碧桃干15 g，7剂。

二诊（2015年3月27日）：虽心悸、睡眠较前好转，但盗汗丝毫不见减少。改予当归六黄汤合牡蛎散：生黄芪15 g，生、熟地黄各12 g，当归12 g，黄芩12 g，黄连9 g，黄柏12 g，糯稻根30 g，碧桃干30 g，煅牡蛎30 g，浮小麦30 g，五味子12 g，酸枣仁15 g，7剂。

三诊（2015年4月3日）：盗汗量减半，睡眠进一步改善。再予原方7剂。

四诊（2015年4月10日）：患者由家属陪同前来复诊。诉服药后盗汗量虽有明显减少，但盗汗次数未见减少。经过多次医患接触，察觉到患者具有多思善虑的性格、精神容易紧张，遂问其有何心结？家属在旁反映患者自退休之后一直不开心，经常因琐事与家人争吵。患者亦终于坦承心情不舒郁结经年。耐心开导使其有所悟，同时上方再加麦冬12 g，夜交藤30 g，合欢花12 g，7剂。

之后2周未来复诊。4月24日遇患者家属来诊，云患者经调治及心理疏导之后，上药仅服2剂，盗汗即止不再，直至今日。

按： 关于盗汗证治主要有两种，一是阴虚火旺之当归六黄汤证；一是心血不足之柏子仁汤证。当归六黄汤出自李东垣《兰室秘藏》，功用滋阴泻火，固表止汗；主治阴虚火旺盗汗证，即除盗汗外，还需具备发热、面赤、心烦、口干唇燥、大便干结、小便黄赤、舌质红、苔黄、脉数等阴虚火旺的证候表现。然而，我们在长期临床实践中发现，当归六黄汤不仅对阴虚火旺证盗汗有效，对气阴两虚、阴津不足兼有内热、肾虚湿胜、湿蕴瘀阻、心血瘀阻、脾肺气虚、痰热瘀阻，甚至老年肾亏体虚等非阴虚火旺证盗汗同样有效。甚至从某种意义上可以说当归六黄汤相当于是一首治疗盗汗的专方验方，辨证时无需过于拘泥[54]。

我们团队通过郁证发微系列研究发现，盗汗多是郁证或郁证性病证的表现之一。大量古代文献指出，喜怒惊恐、忧思过度等七情耗伤阴血可致盗汗，阴虚火旺、心血不足的盗汗证治就是郁证的证治，可以对其从郁论治，包括采用疏肝理气解郁、滋阴清热泻火、益气补血养心、镇静安神定志以及交通心肾、补肝养心、疏肝健脾、健脾补心等多种治疗方法。例如，王肯堂《证治准绳》提出用逍遥散治疗郁证性盗汗，魏之琇《续名医类案》、王绍隆《医灯续焰》亦有类似记载。薛己善以逍遥散、归脾汤治郁证性盗汗。江瓘《名医类案》、龚廷贤《寿世保元》、俞震《古今医案按》、罗美《古今名医汇粹》等著作中皆有使用归脾汤及加味归脾汤为主治疗盗汗的记载。吴正伦《脉症治方》则用朱砂安神丸治疗盗汗[55]。

以上与其说是理论创新，毋宁说是发皇古义所得。大胆实践，重视采用从郁论治方法治疗郁证性盗汗，如养心安神，疏肝泄热法（甘麦大枣汤及丹栀逍遥散加味）；活血化瘀，养阴安神法（桃红四物汤合生脉散加味）；和解泻热，重镇安神法（当归六黄汤合柴胡加龙骨牡蛎汤加减）；滋阴养血，补心安神法（天王补心丹化裁）等，均取得了满意的效果[56]。

清热泻火法属于解郁方法之一（参见"41.多重主诉需解郁"）。气有余便是火，故郁证发展到一定程度可表现出"火"或"上火"的病机，如心火、肝火、肝胆火热、心肝火旺、胃火炽盛、肝胃火盛，皆由君相火旺所致。相火主要寄于肾、肝、少阳（三焦、胆）及心包络，相火为病有虚有实，涉及肾系（生殖泌尿）、心系、肝胆系、脾胃系病证，多有心肾不交、心脾两亏、心气不足、心神不宁、肝气郁结、少阳枢机不利、气郁化火、肝阳肝风、胆郁痰湿（火）、真阴亏损、元气耗伤等病机特点。相火听命君火，感念而起，故心包相火即君火化身。君臣失睦，心肾不交，肝胆相火，因郁失疏，故相火具有郁证性因机证治的特征[57]。

（张涛整理）

43. 畏寒当知可由郁

一般认为，内伤畏寒多因机体阳气不足，其病机多属"阴盛则寒""阳虚则寒"，治疗遵循"寒者热之"原则，多以温阳散寒为对策。但是，我们认为临床上畏寒怕冷的病机远非如此简单机械，尚存在阳郁不达、寒凝血脉、气血亏虚、气血瘀滞、营卫不和、痰饮内停，甚至痰火内伏等多种病机，治疗当需各随其宜。尤其值得强调的是，其中有一种畏寒怕风怕冷还可以由七情不遂，气机郁滞的郁证所引起，在临床绝非少见，我们团队谓之"郁证性畏寒"，对此倘不分青红皂白，但知一味温阳散寒，不免徒然无功而返，主张从郁论治或结合从郁论治，不可不察。

案 1 张某，男，70 岁，2019 年 7 月 25 日初诊。主诉：畏寒、失眠、尿频多年。患者长期从事财务工作，退休时因事纠缠，便开始出现情绪焦虑、郁郁寡欢，近年来出现畏寒怕冷，健忘，失眠，每晚仅能睡大约 3 个小时，夜尿七八次，甚至多达十余次，胃纳一般，受凉后有胃胀不适感，大便正常。舌淡红，苔黄，脉细弦。诊断为郁证，证属肝气郁结；治拟疏肝解郁。

温胆汤、小柴胡汤、归脾汤、生脉饮、四逆汤加减：半夏 12 g，茯苓 15 g，竹茹 12 g，枳实 12 g，柴胡 12 g，黄芩 9 g，党参 12 g，甘草 9 g，麦冬 12 g，五味子 12 g，合欢皮 30 g，酸枣仁 30 g，附子 9 g，干姜 15 g，红枣 7 枚，龙眼肉 7 枚，28 剂。

二诊（2019 年 8 月 29 日）：患者诉服药约半个月后便不再畏寒怕冷，睡眠较前改善，每晚可睡五六个小时，夜尿明显减少至三四次，即使受凉后也不再出现胃胀，体重较上月增加了 2 kg。上方加夜交藤 30 g，再予 28 剂。

三诊（2019 年 10 月 10 日）：服药期间每晚睡眠可达 7 个小时，夜间偶醒 1 次，夜尿仅一两次。国庆节前后因停药 2 周，睡眠又差，夜尿次数亦较前有所增多，但远胜于初诊情况。自诉服中药后未再出现畏寒，精神明显好转、体重增加。顷诊大便一日一行，但不成形，时有腹胀肠鸣。舌淡红，苔黄腻，脉细弦。

处方：半夏 12 g，茯苓 30 g，竹茹 12 g，枳实 12 g，柴胡 12 g，黄芩 12 g，甘草 9 g，党参 15 g，麦冬 12 g，五味子 12 g，合欢皮 30 g，酸枣仁 30 g，炮姜炭 15 g，白术炭 15 g，红枣 7 枚，龙眼肉 7 枚，予 28 剂以善后

巩固疗效。

按：患者面部线条僵硬，郁郁寡欢，失眠健忘，又有情志致病原委，当属郁证。诊断郁证最重要的方法是望诊；不寐是郁证最常见的临床表现之一。本案郁证性不寐兼有郁证性畏寒，皆属于郁证纷繁多彩的临床表现范畴。事实上，郁证性畏寒在临床上极其常见，但许多临床医生或许还并没有意识到这一点。畏寒作为一种躯体症状，可见于抑郁症、焦虑症、躯体形式障碍等多种精神障碍类疾病及心理精神因素引起的自主神经功能紊乱类疾病。

我们团队在郁证发微时指出：《伤寒论》中四逆散证治基本可以看作是郁证性畏寒的滥觞；《丹溪心法·卷五》云"恶寒久病，亦可解郁"；吴正伦《脉症治方》复述"凡久恶寒，亦须解郁，郁开病亦随愈"；李用粹《证治汇补》又强调"恶寒久不已，服诸药不效者，亦宜解郁"。所引这些鲜为人知的论述，为郁证性畏寒的治疗提供了启发[43]。

本案初诊即取小柴胡汤和解少阳枢机疏肝理气；温胆汤配合小柴胡汤清胆化痰，舒展肝胆之气；生脉饮合酸枣仁、红枣、龙眼肉则取归脾汤意，补益心脾以养心安神。以上药味乃我们团队治疗郁证常用方药，集疏肝解郁、和解枢机、宁胆化痰、养心安神诸般功效于一方，常以此不变之方应对郁证百变之症，屡获效验。对于本案畏寒虽也用了四逆汤，一是以增散寒之效，二是本患郁郁寡欢亦即"默默"意，为抑郁患者精神低下的表现，四逆汤有鼓舞阳气的作用，也有助于改善郁证的精神面貌，一举两得。

一般而言，畏寒兼夜尿频繁，也有以肾阳亏虚论治者。但我们认为，临床上既有郁证性畏寒，也有郁证性（精神性）尿频[22]；另外，不寐与夜尿频多之间也有一定的因果关系，故治疗针对不寐，不用益肾缩泉等方药，结果证明这个判断是正确的，患者夜寐安而夜尿自减。

案2 秦某，女，58岁，2015年1月20日初诊。主诉：头部巅顶畏寒10年余，伴周身畏风自汗5～6年。曾先后用桂枝附子汤、牡蛎散、玉屏风散、四逆汤、血府逐瘀汤、吴茱萸汤等温阳散寒，补虚固表方药治疗3个月，附子用量渐增至300 g。结果除自汗外，畏寒未见明显好转。巅顶寒如冷水浇灌，外出必须戴帽，不然头皮必疼痛不已，周身畏风；入睡困难，醒后汗多。舌淡红，苔薄，脉细弦。因久治不效，试改以从郁论治，予西药氟哌噻吨美利曲辛（黛力新），每日1次，每次1粒，口服。

二诊（2015年2月3日）：服药后仅1日，巅顶如冷水浇灌霍然而去，畏风亦明显减轻，平素多思善虑之症也得到显著改善（之前患者未告知有此症）。继续口服氟哌噻吨美利曲辛，同时加用中药安神：夜交藤30g，酸枣仁30g，合欢皮15g，麦冬12g，五味子9g，远志6g，7剂。

2015年2月17日随访：服用氟哌噻吨美利曲辛3周，巅顶畏寒不再，自2月8日起停服氟哌噻吨美利曲辛后亦如是，睡眠改善。

按：本案初以大剂量益气固表、扶阳散寒方药按常规辨证论治3个月罔效。因久治无效，遂改以氟哌噻吨美利曲辛试探性治疗，服药仅1日，巅顶畏寒10余年之顽疾竟然顷刻而消，由此证实了我们关于郁证性畏寒的判断。

（张涛整理）

44. 病郁同存治肾着

甘姜苓术汤又名肾着汤，出自《金匮要略·五脏风寒积聚病脉并治第十一》，主治肾着病："其人身体重，腰中冷，如坐水中……腰以下冷痛，腹重如带五千钱。"此病因"身劳汗出，衣裹冷湿，久久得之"，为寒湿困于腰腹。全方由甘草、白术、干姜、茯苓四味组成，药味虽少，温阳除湿之力不弱，用此方治疗寒湿所致之小腹坠胀效如桴鼓。

案 郑某，男，36岁，2020年4月9日初诊。主诉：腰部两侧酸重不适，小腹有沉重下坠感。近几周常感神疲乏力，午后尤甚，舌上起泡，不寐，白天感觉怕冷，夜里反觉烦热。平时性格多思虑，自2年前其母确诊为宫颈癌后，开始出现寐差眠浅，容易早醒（多在清晨4～5点）。望之眼神忧郁。舌淡红，有齿印裂纹，苔薄黄腻，脉细弦。其母也有常年不寐史。

甘姜苓术汤、温胆汤合栀子豉汤加减：干姜30g，茯苓30g，炒白术30g，甘草12g，竹茹12g，半夏12g，枳实12g，山栀子12g，淡豆豉15g，合欢皮30g，7剂。

二诊（2020年4月16日）：上方服至第3剂，腰部两侧酸重不适及小腹下坠即感明显减轻，午后疲倦身重亦减，白昼怕冷减轻1/3；7剂服毕，腰部两侧酸重不适及小腹下坠居然全消，唯夜寐仍稍差，但凌晨3～4点醒后还能再入睡至早上6点。觉双眼胀痛，夜间怕热，舌脉同上，改为疏肝化痰，解郁安神，散寒温阳为治。

小柴胡汤、温胆汤、生脉散合四逆汤加减：柴胡 12 g，半夏 12 g，党参 12 g，甘草 9 g，黄芩 12 g，竹茹 12 g，茯苓、茯神各 15 g，枳实 12 g，麦冬 12 g，五味子 9 g，合欢皮 30 g，酸枣仁 30 g，附子 12 g，干姜 30 g，14 剂。

按：本案首诊虽以肾着汤为主进行治疗，但肾着症状并不典型，临床表现较为复杂：一是或与寒湿相关的肾着汤证，如白天怕冷、神疲乏力（相当于《金匮要略》所指"其人身体重"）、腰酸、小腹下坠；二是与寒湿相反，或与痰热有关的症状，如舌上起泡、夜间怕热而寐差、舌苔薄黄腻，呈现出寒热虚实错杂的局面。治疗需要寒热合参，颇为棘手。一方面，以肾着汤温化寒湿，二诊以四逆汤温阳散寒；另一方面，以温胆汤与栀子豉汤清热化痰，温胆汤方名虽曰"温胆"，其功效实为清胆化痰，为治疗痰热内扰导致虚烦不寐之首方，推崇备至；栀子豉汤仲景用来治疗"虚烦不得寐，若剧者，必反复颠倒，心中懊恼"，睡眠时"反复颠倒"与易醒、早醒或醒后再难入睡有共同之处；"心中懊恼"正合本患者因其母亲不幸罹患癌症而所产生的心情：痛苦、担忧、难过、悲伤、绝望、伤感、负疚等情绪，多种负面情绪都有一点而又不明确属于具体哪一种，此即似可以"心中懊恼"概言之。

在诊疗过程中不可忽视：在望诊时观察到患者具有"忧郁的眼神"；在问诊过程中发现患者尚有失眠，并在其母罹患癌症后渐次显现；平时具有"多思善虑"的性格特征，且其母亲也常年睡眠欠佳，此即我们团队所谓具有遗传性的"郁证性禀赋"。综合以上种种迹象，可以基本断定本案诸症或与情志致病有关，而无论是首诊的温胆汤和栀子豉汤，还是二诊的小柴胡汤、温胆汤、生脉散，在我们看来均属"从郁论治"的范畴。

我们团队认为郁证既有单纯郁证又有病郁同存。"病郁同存"是较为常见的郁证形态之一，这里所称之"病"，主要是指西医学意义上的器质性疾病，也可包括部分中医的病证，如本案之"肾着病"。对于病郁同存者，治疗需要病郁同治，本案即属病郁同治。就疗效而言，服药 3 剂，患者腰部两侧酸重不适及小腹下坠感明显减轻，7 剂后肾着症悉除，唯夜寐仍稍差，提示病易治而郁难除。

"病郁同存"中所谓的病如果也包含部分中医的病证，那么如何鉴别中医的病证是属于实实在在的病证，还是在本质上是属于隐性郁证的躯体症状？这是个临床鉴别的难点所在。但是无论如何，正如我们在"郁证脾胃病论"一文中所提出的"四原则"有助于临证治疗决策：① 从郁论治药物疗法与非药物情志疗法相结合的原则。② 解郁治本与郁证脏腑定位结合的原则。③ 从郁论治与辨证（症）论治相结合的原则。④ 从郁论治与从痰瘀论治相结合的原则。强调治病毋忘医郁，郁去则病易瘥；解郁毋忘疗病，病减则郁随轻，把握好解郁与治病的关系。本案所展示的治疗方法就有基于原则③及原则④的意味。

诊治郁证相关性病证当重视四诊合参，望诊尤其重视望眼神，问诊重视发病时间及其诱因，包括询问家族史。本案运用甘姜苓术汤的分量，经方与时方的配合运用等，都是值得借鉴的。

（孙玄厽整理）

45. 肾着病中藏密码

案 1　曹某，女，57 岁，2020 年 8 月 19 日初诊。腰冷已有十数年，伴膝冷、右下腹胀满，平素神疲乏力，汗多，口苦口臭，排便费力。有脂肪肝病史。舌淡红，苔黄，脉细弦。

处方：干姜 30 g，茯苓 30 g，生白术 30 g，甘草 12 g，柴胡 12 g，当归12 g，白芍 15 g，薄荷 6 g，浮小麦 30 g，虎杖 15 g，14 剂。

二诊（2020 年 8 月 31 日）：腰冷减半，右下腹胀满已除，口苦口臭减，大便正常。舌淡红，苔黄，脉细弦。上方加附子 12 g，桂枝 12 g，14 剂。

三诊（2020 年 9 月 14 日）：多年腰冷已除，口苦口臭进一步减轻。

案 2　郑某，男，36 岁。（参见"44. 病郁同存治肾着"文）

案 3　梅某，女，54 岁。（参见"27. 活用经方逐下寒"文）

按：不难看出，以上都是以甘姜苓术汤为主治疗的案例。我们有必要对肾着病的因机证治以及以此方为主治疗相关病证的临床经验做一归纳总结。

（1）关于肾着病的病因病机病位：按《金匮要略》所说，身劳汗出，寒湿痹着于腰部，为肾着的病因病机；腰为肾之外腑，位于下焦。尤在泾《金匮要略心典》诠释道："然其病不在肾中之脏，而在肾外之府。故其治法，不在温肾以散寒，而在燠土以胜水。甘、姜、苓、术，辛温甘淡，本非肾药，名肾着者，原其病也。"

（2）关于肾着病的临床表现：《金匮要略》载："肾着之病，其人身体重，腰中冷，如坐水中……腰以下冷痛，腹重如带五千钱，甘姜苓术汤主之。"再结合临床实际案例，可将肾着病的临床表现归纳于下（表6-2）：① 全身性症状多有神疲乏力或易疲劳，此与原文"身体重"含义接近。② 怕冷，存在三种表现形式，一是典型的腰及腰以下冷（案1），一是全身性怕冷（案2），一是全身性怕冷兼腰及腰以下冷（案3）。③ 腰部症状，除腰冷外（案1），也可没有腰冷而仅表现为腰酸腰重（案2）。④ 腰以下冷痛或疼痛，可有可无（案1、案2），可能存在腹部疼痛（案3）。⑤ 腹重，主要表现为腹胀痞满或沉重下坠感（案1、案2），也可无此症状者（案3）。⑥ 除此以外，多伴有情绪欠佳、不寐以及汗多、口苦等自主神经功能失调方面的表现（案1～案3）。

表6-2　实际案例与肾着病临床表现的异同

《金匮要略》	身体重	腰及腰以下冷	疼痛	腹重	其他（一）
案1	神疲乏力	腰冷膝冷	（一）	右腹胀满	汗多，口苦臭
案2	神疲乏力	怕冷，腰酸重	（一）	小腹沉重下坠	烦热不寐，眼神忧郁
案3	易疲劳	形寒怕冷，脘腹至足尤甚，腰酸	少腹隐痛	（一）	寐浅，郁郁寡欢

总而言之，神疲形寒，腰腹冷或酸痛坠胀，以及伴有不寐等其他症状，是肾着病的主要临床表现。

（3）关于肾着病的郁证性特征：① 从致病因素看，真正缘于身劳汗出致寒湿着腰反不多见，3例中有2例明显存在七情不遂或多思多虑情况（案2、案3）。② 从临床表现看，表中"其他"症状，暗示肾着病具有郁证性病证的特征。不寐与郁证有着难分难解的关系，郁证多有不寐，不寐多因郁证，不寐是郁证最常见最主要的伴随症状[50]；至于神疲乏力[45-46]、口苦[39]、自汗[55]、畏寒[43]均有可能是七情不遂所导致郁证性病证的躯体表现[48, 58]。此外，我们团队首创提出"怪症多郁证"的观点[59]。所谓"怪症"简单讲就是不符合一般医学常识和逻辑、夸张的症状，如案3之"觉有冷风自足心钻入上行达腹"即是；这并非绝无仅有，十数年前我们就发现肾着病时有此类症状发生，如"觉有冷风钻入肌肉血管"[60]。《金匮要略》所谓腰冷如坐水中、腹重如带五千钱类比喻均带有非同寻常的夸张而含"怪味"——怪症的味道。③ 从治疗方药看，以上三案在使用甘姜苓术汤的同时均不同程度配合运用了从郁论治方药。案1因神疲乏力、汗多、口苦臭，配合运用了逍遥散疏肝解郁。案2因烦热不寐、思虑忧郁、神疲乏力，配合运用温胆汤、栀子豉汤以清胆热除烦；后改以小柴胡汤、温胆汤、生脉散、四逆汤疏肝化痰，解郁安神为治。案3因易疲劳、郁郁寡欢，配合运用了四逆汤、茯苓甘草汤疏通肝胆枢机，兼养心安神，最后以温胆汤合半夏厚朴汤化痰解郁而收功。④ 从治疗结果看，均有显而易见的疗效，与肾着病直接或间接有关的症状均同步获得改善。这种治法为病郁同治、身心同调、形神兼顾，所以可达事半功倍之效。

（张烨整理）

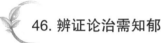

46. 辨证论治需知郁

案 朱某，男，37岁，2019年6月10日初诊。畏寒怕冷，耳鸣如蝉，脂肉消铄，1年内体重减轻约达12kg，遗精，夜寐多梦，大便量少，排出不畅，四肢关节疼痛，时有胸疼背痛，腰间冷汗出。舌嫩红，苔薄腻，脉细弦。进一步询问患者是否有工作、生活方面的精神压力或是否有不如意事。患者补充说自己从事软件研发工作，平素的确工作压力很大，精神经常处于高度紧张状态。

处方：柴胡12g，半夏12g，黄芩12g，党参12g，甘草9g，桂枝12g，白芍12g，干姜9g，生龙骨、牡蛎各30g，生铁落15g，制大黄15g，竹茹12g，枳实12g，茯苓12g，麦冬12g，五味子12g，酸枣仁12g，7剂。

二诊（2019年6月17日）：服药1周后，诸症多有轻减，尤其耳鸣、关节疼痛减轻明显，遗精未作，胸背疼痛仅于心情不畅时有隐显，大便通畅，但仍有畏寒、多梦，舌脉同前。原方去制大黄，改以火麻仁30g，14剂。

三诊（2019年7月8日）：多梦，大便不如之前通畅，髋膝关节时有疼痛，双腿不宁，无处安放感（似不安腿综合征），其余诸症均进一步减轻，舌淡红，苔黄，脉细弦。初诊处方再加石菖蒲12g，灵磁石15g，14剂。

四诊：患者之后未再来复诊，直至 2020 年 4 月 20 日又至门诊就诊。患者诉去年 7 月服药后，诸症均有减轻好转，尤其精神状态明显得到改善，遂自行停药。后有反复，刻下心悸，气短，不寐，时有胸痛及背、双手微颤，舌淡红，苔薄，脉细弦。

处方：柴胡 12 g，黄芩 12 g，半夏 12 g，党参 12 g，桂枝 12 g，白芍 15 g，甘草 9 g，干姜 9 g，生龙骨、牡蛎各 30 g，生铁落 30 g，珍珠母 30 g，制大黄 9 g，竹茹 15 g，茯苓 15 g，麦冬 12 g，五味子 15 g，酸枣仁 30 g，合欢皮 30 g，红枣 7 枚，龙眼肉 7 枚，14 剂。

此方与 2019 年 6 月 10 日初诊方几乎相同，仅增加了珍珠母、合欢皮、红枣、龙眼肉四味药，并增加了生铁落分量，减少了制大黄分量。

2020 年 5 月 11 日复诊：诸症均减大半。再予上方 7 剂。

按：我们团队潜心研究郁证经年，指出郁证的临床表现有多样性、广泛性特点，涉及多脏腑、多系统，除了脏躁百合外，举凡畏寒[43]、耳鸣[61]、消瘦[47]、遗精[62]、夜寐欠安[50]、大便异常[36-37]、疼痛[63]等躯体症状都可由郁所致。本案即符合这一特点。郁证都需要具备七情不遂的致病因素，心理压力、精神紧张相当于七情中的"忧"与"思"，概属情志致病因素范畴。患者诉工作压力大，精神经常处于高度紧张状态，故可判断郁证无疑。

处方以柴胡加龙骨牡蛎汤为主，加用了温胆汤合生脉散。我们常以小柴胡汤合温胆汤、生脉散作为治疗一般郁证的基本方。小柴胡汤和解少阳枢机亦即具有疏肝解郁的作用，温胆汤重在化痰解郁[30]，生脉散益气敛阴，但我们认为其有良好的养心安神作用。以上诸方合用则具有疏肝解郁、和解肝胆（少阳）枢机、理气化痰、滋养心阴、镇静安神之功效，均属于从郁论治的方药。

我们团队对经方的理解及其临床运用多有独到见解。我们认为，柴胡加龙骨牡蛎汤中含有小柴胡汤、柴胡桂枝汤、大柴胡汤、黄芩加半夏生姜汤及柴胡桂枝干姜汤的踪影在内。小柴胡汤为治少阳病主方，其余均为治少阳病兼证方：兼太阳证者用柴胡桂枝汤，兼阳明证者用大柴胡汤，兼下利或呕证者用黄芩或黄芩加半夏生姜汤，兼水饮证者用柴胡桂枝干姜汤。由此可见，柴胡加龙骨牡蛎汤几乎囊括了治疗少阳病及其所有兼证的方药。少阳病既非表证又非里证，属半表半里，兼证较多；仅小柴胡汤一方主治症状便可多达数十个，暗示少阳肝胆枢机不利可以是郁证主要病机之一，而小柴胡汤可以是一枚治疗郁证的主要方剂。所以今日我们对经方的理解再也不能仅仅满足于对原文的解析，而应与今日临床实际密切结合起来。就拿柴胡桂枝干姜汤来说，《伤寒论》中为"伤寒五六日，已发汗而复下之，胸胁满微结，小便不利，渴而不呕，但头汗出，往来寒热，心烦者，此为未解也，柴胡桂枝干姜汤主之"；但在《金匮要略》却为"治疟寒多，微有热，或但寒不热"，两处主治完全不同，故不可机械理解。还有，柴胡加龙骨牡蛎汤中其实还有桂枝甘草龙骨牡蛎汤的踪影，此方在《伤寒论》中治太阳病心阳虚烦躁之变证。上述大小柴胡汤、柴胡桂枝汤、柴胡桂枝干姜汤、柴胡加龙骨牡蛎汤以及桂枝甘草龙骨牡蛎汤主治中都有"烦""心烦""烦躁""烦惊"等精神神经类共性症状，并不纯粹是一种巧合。

上案诊疗过程的介绍，使我们知道了郁证的临床特征及其识别线索，临证不可被纷繁的表象所迷惑；少阳肝胆枢机不利是郁证的主要病机，而柴胡汤类（包括四逆散）是治疗郁证的重要方剂。

（张涛整理）

47. 不定疼痛多属郁

中医认为，"不通则痛"与"不荣则痛"。除此之外，我们提出"郁痛"概念及其因机证治体系，即七情不舒，气机郁滞可致疼痛，情志舒畅则有助于疼痛轻减或消停，谓此曰"无郁不作痛""不舒则痛，舒则不痛"。

我们发现大量古代医家有关郁痛的论述并未引起今人注意。例如，孙思邈《备急千金要方》："怒气为病，则上行不可当，热痛上冲心。"许叔微《普济本事方》："悲哀烦恼伤肝气，至两胁疼痛。"严用和《严氏济生方》："夫胁痛之病……多因疲极嗔怒，悲哀烦恼，谋虑惊扰，致伤肝脏。"陈言《三因极一病证方论》："五脏内动，泪以七情……发为疼痛。"朱丹溪《丹溪手镜》："盖失志伤肾，郁怒伤肝，忧思伤脾，皆致腰痛也。"方贤《奇效良方》："胃心痛者……喜怒忧郁所致。"李用粹《证治汇补》："七情不快，郁久成病……或为胁痛。"张璐《张氏医通》："怒则目疼，肝火过旺也。"

我们进而指出郁痛具有以下临床特征：因郁致痛，疼痛及其程度受本人注意力左右，多为"不定疼痛"。"不定疼痛"尤其是郁痛的重要特征，即疼痛发生在多个部位或游移不定，疼痛区域模糊，难以定位，时痛时不痛、时轻时重。疼痛性质各异,郁痛可见于头痛、目痛、咽痛、舌痛、牙痛、胃痛、胁痛、乳痛、胸痛、腹痛、肛痛、尿痛、痛经、肩颈痛、背脊痛、肌肉痛、四肢关节痛及不定疼痛,痛无定所。对郁痛需从郁论治[49]。

我们运用郁痛因机证治理论体系指导临床实践,取得了较好的疗效。兹重点介绍"不定疼痛"验案数则。

案1 盛某,男,66岁,2014年4月1日初诊。患者诉多年前夏天因在阳台休息,睡着时受风吹,自那时起便自觉全身刺痛,怕冷怕风,颈项板紧不适,左额疼痛,遇风时诸症加重。另有耳鸣、耳聋(时有听力下降)、耳闭。舌淡红,舌下静脉迂曲,苔白腻,脉细弦。

柴胡加龙骨牡蛎汤加减:柴胡12 g,半夏12 g,黄芩12 g,生龙骨、牡蛎各30 g,党参12 g,甘草9 g,桂枝12 g,白芍15 g,枳实12 g,竹茹10 g,生黄芪15 g,当归12 g,夜交藤30 g,7剂。

二诊(2014年4月8日):服药7剂,全身刺痛减半,左额痛止,耳鸣、耳闭觉轻松,苔白腻化薄。上方去竹茹、枳实,加丹参30 g,7剂。

三诊(2014年4月15日):左额痛及全身刺痛几止,但觉时有耳胀。

按:患者将诸般不适症状与多年前在阳台受风"强行关联",具有"怪症"的特点,而"怪症必有郁"是我们团队的学术观点之一。柴胡加龙骨牡蛎汤为和解少阳枢机的小柴胡汤加味而成,在《伤寒论》原治少阳兼烦惊谵语证,属于从郁论治范畴的方剂;再适当参入四逆汤、温胆汤以疏肝理气,解郁化痰,加黄芪、当归、丹参益气养血活血,夜交藤养心安神,多年全身刺痛顽疾经治1周见效,2周几止。

案2 高某,女,60岁,2014年3月18日初诊。每日午后出现背部持续性抽痛,疼痛至夜晚方稍有缓解,背部常有不定疼痛(一会儿这里、一会儿那里,说不清具体区域)。口干欲饮,失眠。因丈夫嗜赌成性,常夜不归家,夫妻争吵不断,故心烦意乱,悲伤欲哭,郁郁寡欢。舌淡红,苔薄,脉细弦。

逍遥散合柴胡疏肝散加减:柴胡12 g,香附12 g,当归12 g,白芍15 g,枳壳12 g,徐长卿12 g,茯苓、茯神各12 g,郁金12 g,夜交藤30 g,合欢皮12 g,酸枣仁15 g,7剂。

二诊(2014年3月28日):背部不定疼痛减半,顷刻手麻、眩晕。上方去徐长卿,加麦冬12 g,五味子9 g,14剂。

三诊（2014年4月11日）：背部不定疼痛消失。此后治疗小腿抽筋（腓肠肌痉挛）至4月底，背部不定疼痛未再复发，手麻减轻。

按：本案患者情绪抑郁，不定疼痛为郁痛无疑。治以疏肝理气解郁，辅以夜交藤、合欢皮、酸枣仁、麦冬、五味子养心安神，双管齐下，即使减去止痛徐长卿，痛反减近无，说明从郁论治的有效性。

案3　邹某，男，59岁，2012年11月20日初诊。胃脘、胸胁、腰部等处均胀痛，反复口疮发作，大便质黏，2日一行，长期睡眠欠佳，五心烦热。舌淡红，苔薄，脉细弦。治拟疏利肝胆枢机及中焦脾胃，清心安神。

小柴胡汤合半夏泻心汤加减：半夏12g，黄芩12g，黄连12g，党参12g，干姜12g，甘草10g，柴胡12g，木香12g，枳实12g，制大黄10g，山栀子12g，丹皮10g，竹叶10g，夜交藤30g，合欢皮15g，7剂。

二诊（2013年2月8日）：初诊中药对胃脘、胸胁、腰部胀痛等症状有一定缓解作用，但病情时轻时重，常有反复，服药时断时续。两胁下不定疼痛等症实际已有三四年，大腿、胸胁皮肤时觉刺痛感，食油腻后胸胁疼痛甚，失眠。经追问得知患者退休后无退休金，靠妻子收入生活，自觉面子上过不去，心情压抑难舒。

以逍遥散疏肝解郁为主处方：柴胡12g，当归12g，赤、白芍各15g，茯苓、茯神各12g，薄荷6g（后下），郁金12g，甘草9g，夜交藤30g，生龙骨、牡蛎各30g，枳壳9g，玫瑰花6g，延胡索30g，徐长卿15g，酸枣仁12g，7剂。与此同时给予口服氟哌噻吨美利曲辛每日1粒。

三诊（2013年2月15日）：服上药3日后即觉两胁下疼痛减轻大半。此后停服中药，仅服用氟哌噻吨美利曲辛。

药后胸胁疼痛明显减轻，胸部上半部分几乎不痛，腰痛亦减轻。目前胸胁疼痛、胃痞仅偶发，睡眠亦有所好转。

按：本案多处不定疼痛伴烦热失眠，后又倾诉心中苦水，病属郁痛无疑，从郁论治原则是正确的，但疗效欠佳，主要靠西药氟哌噻吨美利曲辛取效。由此可见，中医药从郁论治有时即使无效也不能轻易否定郁痛。《青囊秘录》论治疗郁证时说："善医者先医其心，而后医其身，其次则医其未病。若夫以树木之枝皮，花草之根粟，医人疾病，斯为下矣。"

案4　刘某，男，61岁，2013年3月1日初诊。饱餐则胃脘胀痛，疲劳则右上腹疼痛，平素常觉头痛、咽痛、胸痛、腰酸痛；另有耳鸣，目涩，神疲乏力，睡眠欠佳，每夜只能睡 1～2 小时。舌淡红，苔薄，右脉粗大弦滑。先予柴胡疏肝散、小柴胡汤加味处方，除胃脘胀痛有所减轻外，余症不变，或头痛加重，或咽痛又甚。在服用中药的同时，3 月 15 日起加服氟哌噻吨美利曲辛每日 1 粒。患者诉有心脏传导阻滞病史（左前束支传导阻滞），服用氟哌噻吨美利曲辛后心脏不适。3 月 29 日起换服舍曲林（左洛复）每日 1 粒，患者一时精神有所好转，诸痛亦有减轻。

二诊（2013 年 4 月 12 日）：上周三因发怒后致每晚胃痛，鼻腔热痛，咽痛，唇舌麻痛，胸痛，腰痛又甚，一直服用舍曲林中，但近来自觉头痛不适而停用。舌淡红，苔薄，脉细弦。

逍遥散、百合地黄汤、百合知母汤合甘麦大枣汤加减：柴胡 12 g，当归 12 g，白芍 30 g，茯苓、茯神各 15 g，炒白术 12 g，甘草 12 g，薄荷 6 g（后下），百合 30 g，生地黄 12 g，知母 12 g，淮小麦 30 g，桔梗 12 g，夜交藤 30 g，山豆根 3 g，7 剂。

三诊（2013 年 4 月 19 日）：服上药后觉身心舒坦，诸痛均显著轻减，效果胜过舍曲林。今添诉咽痒咳嗽而转治痒咳。5 月随访，痒咳止，诸般不定疼痛减轻几止。

按：本案患者周身上下诸般疼痛，睡眠欠佳，因怒加重，判为郁痛无疑，但用氟哌噻吨美利曲辛、舍曲林无效或疗效有限，最后还是依靠中医治疗取得了比较稳定的疗效。同属从郁论治，但本案似乎逍遥散、百合地黄汤、百合知母汤、甘麦大枣汤为主处方要优于柴胡疏肝散、小柴胡汤加减。说明即使从郁论治原则对头，方药的选择也十分重要。

我们认为，不舒则痛与不通则痛、不荣则痛存在病机关联。不通则痛多属实证，不荣则痛多属虚证，不舒则痛具有不通则痛、不荣则痛以外的独特病机，诸如肝气郁结、肝火上炎、心火旺盛、心气不足、心神不宁、心脾两亏、心肾不交及痰瘀内蕴等，往往虚实寒热夹杂难分。在从郁论治的前提下，当辨证选择疏肝理气、解郁化痰、清泄肝火、清泻心火、宁心安神定志、养心健脾及交通心肾等法；更重要的是，除了药物外，还需重视非药物情志调摄的作用。我们团队有关"无郁不作痛，郁解痛自消"的学术观点，丰富了痛证的病因病机及治疗方法。

（耿琦整理）

48. 疑难怪症治何如

我们团队结合现代人生活环境及方式的变化，致力于探究郁证性病证的诊治规律，创新性提出了"怪病多有郁"之观点，对于疑难怪病的诊治颇有心得，所治怪病甚多，往往效出意表。

案 章某，男，70 岁，2021 年 7 月 19 日初诊。诉初春以来，自觉食欲日减，胃脘胀满不适，旋即饥不欲食而食量甚少，并伴恶心欲呕。平素痰涎咳嗽颇多，每每咳吐之而后快。年轻时身体颇为壮实，饮食不避寒凉，每餐但求饱食，至今亦未改变此习惯。生性耿直，不善言语，交友甚少，如若心有烦事，必生焦虑。3 月 23 日胃镜示充血渗出性胃炎、反流性食管炎，其余检查均无异常发现。对症治疗 1 周，症状有所缓解而出院。其后生活饮食如常，未加节制。

4 个月后，忽然诸症复现，病情较前严重。诉咳吐涎沫甚多，毫无食欲，已多日未饮食，间或呕吐清水，嗳气连连不休，频繁阵阵发作，1 小时阵发 1～2 次，每次发作持续长达 20～30 分钟，嗳气发作不分昼夜，以至于夜间无法入睡，嗳气发作时自觉有气体自少腹冲逆而上，至喉头涌出后方始稍觉轻松；倘有未涌出于喉而滞于胃脘者，需坐起来，以手频频抚之，方可徐徐涌出。3 月以来体重下降约 5 kg。不得已又入院诊治，各项检验检查无明显异常。医生给予艾普拉唑、埃索美拉唑镁肠溶片、马来酸曲美布汀胶囊等西药均不效；服半夏泻心汤亦不见效。刻下舌淡，苔薄白腻，脉左侧沉而弦长，右侧沉而长。

处方：姜半夏 9 g，黄连 3 g，苏叶 6 g，茯苓 30 g，竹茹 12 g，陈皮 9 g，白术 30 g，桂枝 18 g，白芍 30 g，枳实 12 g，木香 9 g，莱菔子 12 g，焦三仙各 12 g，生姜汁 9 g（兑入），甘草 9 g，大枣 7 枚，3 剂。嘱浓煎成 100 mL 许，每日多次、每次予少量徐徐温服之。另予口服氟哌噻吨美利曲辛片，每日 1 颗。

服上药仅 2 剂，胃口大开，吐涎止，嗳气亦明显好转；至第 3 日，食量已近平常，唯些许呕恶感，白昼基本不再嗳气，夜间偶有发作，自觉气从中上腹冲上来堵在胸骨后，可通过嗳气而得舒缓。

3 日后，调整处方如下：柴胡 9 g，桂枝 15 g，干姜 6 g，黄芩 9 g，白芍药 15 g，太子参 12 g，麦冬 12 g，五味子 9 g，半夏 12 g，茯苓 15 g，竹茹 12 g，甘草 12 g，淮小麦 30 g，大枣 12 g，酸枣仁 30 g，合欢皮 15 g，3剂。煎煮两次不必合并，头煎晚上服，二煎翌日上午服。

服毕 3 剂，诸症大减。后续服氟哌噻吨美利曲辛片 1 周而停药（共计服2 周）。3 周后，食入欲呕之证似又有反复，8 月 21 日再次胃镜示胆汁反流型食管炎、胆汁反流性胃炎。以 7 月 19 日初诊方原方予服 1 周之后（未再加服氟哌噻吨美利曲辛片），诸证均得缓解。

按：患者临床表现复杂多端，不欲食、呕吐清水、胃脘痞满、阵发嗳气连连，主要表现为脾胃病为主，此外还有咳吐涎沫甚多（类似肺痿）、不得寐、奔豚气；脾胃病主要属"郁证性脾胃病"[34, 33, 35, 38, 42]，理由如下。

（1）充血渗出性胃炎、反流性食管炎、胆汁反流性胃炎等器质性疾病无法合理解释上述临床表现，胆汁反流性胃炎反而有可能是长期呕恶的"结果"而非"原因"，所谓"因郁致病"[58]，事实上多种治疗胃肠消化病的西药治疗无效。

（2）具有郁证性病证的临床特性，如不得寐[50]、奔豚气[26]。此外，大致相同的病情于同年 3 月、7 月、8 月反复发作，这也是郁证的临床特点之一[58]。

（3）具有郁证性的性格禀赋，如内向孤独、沉默寡言、心烦焦虑等[63]，尽管患者并没有明确告知其内心深处系何事悒郁忧虑，但总之属于不善于自我疏导内心压力或负面情绪的性格类型。发病时间在春季，肝木乘时令之旺以侮克脾胃，故基本可判其为隐性郁证[2]。

（4）具有怪症的特点，"怪症必有郁"[59]。怪症之一是嗳气症状非比寻常，发作不分昼夜，几乎每小时发作 1～2 次，嗳气不休，连连有声持续半小时左右，嗳后得松。徐春甫《古今医统大全·郁证门》指出："肝郁者，两胁微膨，或时刺痛，嗳气连连有声者是也。"何梦瑶《医碥·胁肋痛》指出肝郁嗳气的鉴别方法："肝胆脉布胁……气痛则时止而膨，得嗳即宽，以此辨之。"连连有声、得嗳即宽是肝郁嗳气的特质[33]。怪症之二是奔豚气及其缓解方式，奔豚气本身即属于怪症范畴[26]，况且其冲气如滞于胃脘而未出喉咙者，需坐起以手频频抚之，方可徐徐涌出而得缓解。

初诊方几乎囊括二陈汤、温胆汤、黄连温胆汤、小半夏汤、生姜半夏汤、小半夏加茯苓汤、甘姜苓术汤、苓桂术甘汤、桂枝汤、茯苓桂枝甘草大枣汤、芍药甘草汤、枳术丸等诸小方。纵观由此 12 方构成的全方，主要体现出，祛痰蠲饮，降逆和胃消食的治疗原则。本案尚有如下几个问题值得探讨。

本案处方用药看似并未从郁论治，这就需要正确理解广义从郁论治的概念、内涵及外延。鉴于痰湿（饮）是郁证主要常见病机之一[30]，化痰祛饮实属治郁大法之一[48]，如温胆汤、苓桂术甘汤、茯苓桂枝甘草大枣汤等，何况还加用了氟哌噻吨美利曲辛片西药口服，不能说不是从郁论治。困扰患者最痛苦的症状是呕恶嗳气、不欲食、奔豚冲气，其中尤其需要充分加以注意的是"咳吐涎沫甚多"，此症由来已久，不仅在3月发病时即有，而且"平素痰涎咳嗽颇多，每每咳吐之而后快"，不存在老年慢性支气管炎等呼吸系统疾病，看来无疑属于痰饮体质，此老痰顽饮病机盘伏纠缠不去，郁终难消。故处方重在化痰蠲饮，辅助消食通腑以降胃逆。

患者脾胃症状明显，处方中用了不少针对脾胃病表现的药物。病郁同存者需要病郁同治，即便是治疗单纯郁证性脾胃病，亦主张"四结合原则"，其中之一便是"从郁论治与辨证（症）论治相结合"[42]，如此则证症兼顾，有助于更快改善症状以救患者于水火之中；症状得到了改善，患者信心便自会增强，如此又反过来有助于郁证之解除。处方中降逆止呕以及用桂枝加桂汤、茯苓桂枝甘草大枣汤平冲，都是出于主次兼顾、证症兼顾、病郁兼顾的目的，何况这些方药本来就属于治疗郁证性奔豚气病的方剂。

考虑到患者呕恶不食，故在煎煮和服药方法上采用浓煎少量，多次徐徐少少予服之。痰饮阻中，隔拒不下，将呈关格之兆；本已饮食难下而呕恶，中药虽对路，如不讲究服用方法，反恐加重其病症。

既已中药从郁论治，还要加用西药氟哌噻吨美利曲辛片。首先，患者昼夜呕恶，冲气嗳嗳，不食不眠，体重下降明显，处在无比痛苦之中，加用西药欲求速效；同时，这样也可为中药处方腾出一些空间，以便着重祛痰化饮，辨证论治。服用氟哌噻吨美利曲辛片获效显著，更加确定（隐性）郁证的可能性。

二诊时因诸般症状缓解不少，故除留用温胆汤外，改换为甘草干姜汤、小柴胡汤、柴胡桂枝汤、柴胡桂枝干姜汤、生脉散、甘麦大枣汤等方并加酸枣仁、合欢皮为治。甘草干姜汤原治肺痿咳唾涎沫者，合温胆汤继续治痰不懈。小柴胡汤和解少阳肝胆枢机，为疏肝解郁之要方。郁证百病百症，而小柴胡汤在《伤寒杂病论》中可以治疗各式各样繁杂的症状，暗示小柴胡汤为治郁之方，包括治疗少阳病兼证其他诸方如柴胡加龙骨牡蛎汤均有此方功劳。之所以从中选用柴胡桂枝汤是因为患者还有"微呕，心下支结"；选用黄芩加半夏生姜汤也是因为还有些许呕恶感；选用柴胡桂枝干姜汤是因为水饮尚未完全消去。加用甘麦大枣汤、生脉散及枣仁合欢以和中缓急，益气养心安神，挪向疏肝理气化痰（饮），安神解郁上来。

本案基于"怪症必有郁"论，判为"郁证性脾胃病"，采用从郁论治法，寥寥数剂即效。

（章诚杰整理）

第七章

五官病

49. 肝胆同治止口苦

案 倪某，男，45岁，2018年2月8日初诊。口苦、口干、口臭数年，平素易饥，二便调，夜寐尚可。舌淡红，苔黄腻，脉细弦。

处方：龙胆草12 g，山栀子12 g，黄芩12 g，柴胡12 g，当归12 g，生地黄12 g，泽泻12 g，车前子15 g，半夏12 g，陈皮9 g，茯苓12 g，竹茹10 g，枳实12 g，黄连6 g，芦根30 g，14剂。

二诊（2018年3月22日）：患者诉服用上方诸症明显减轻，但停药后上述诸症又起，补诉阴囊潮湿多汗，舌脉同上。上方再加佩兰9 g，藿香9 g，人中黄6 g，六一散10 g（包煎），14剂。

三诊（2018年8月13日）：患者服用上方2周后，约有半年未再复诊，直至本次来诊。诉自3月服药2周后，诸症告失。但近日再次出现口苦、口臭，阴汗已较前为少，舌红，苔黄厚腻，脉细弦。

处方：龙胆草12 g，山栀子12 g，黄芩12 g，柴胡12 g，生地黄12 g，当归12 g，泽泻12 g，车前子15 g，人中黄9 g，人中白9 g，白豆蔻9 g，连翘15 g，14剂。

四诊（2018年8月27日）：口苦、口臭稍有改善，但觉效果不如服用初诊方。遂改予2月8日初诊方，14剂。

五诊（2018年9月17日）：服用初诊方后，口苦、阴汗等症均明显减轻。续予14剂以资巩固。

按：本案二诊为初诊后停药近1个月，因诸症消而复起、阴汗，故增佩兰、藿香、人中黄、六一散以清中下焦湿热。此后因诸症消失半年未来就诊，三诊患者诉口干苦臭复发，正值长夏湿甚时节，舌苔黄厚腻，用龙胆泻肝汤加人中黄、人中白、白豆蔻、连翘等清湿热之品，然则口苦改善并不明显。四诊时因患者反馈初诊方获效最佳，便又改用初诊处方。联合运用黄连温胆汤加芦根，消除口苦疗效比单用龙胆泻肝汤更好。《黄帝内经》认为口苦是由于肝胆蕴热所致，"肝气热则胆泄口苦，筋膜干"；又称口苦为"胆瘅"："此人者，数谋虑不决，故胆虚气上溢，而口为之苦。"肝与胆脏腑互为表里，关系最为密切，足厥阴肝经与足少阳胆经相互络属于肝胆之间；肝之余气积聚而成胆汁，胆汁的分泌与排泄又有赖于肝的疏泄功能。因此，当肝胆实火或肝经湿热影响肝主疏泄功能，则胆气上溢而致口苦。另外，胆为中精之腑，内藏胆汁，色黄绿而味苦。胆汁的化生与排泄由肝主疏泄控制调节，而胆汁储存和疏泄于小肠以助脾胃消化，亦需胆腑清净；肝热必将逼炽胆热，胆热也可由痰热内扰所致，使胆失清净而发为口苦。

龙胆泻肝汤可清利肝胆实火湿热自不必说，再加黄连温胆汤清胆腑痰热，两方联合肝胆并治，清热祛湿化痰之力得到进一步增强，所以治疗口苦疗效更好。我们发现口苦一症辨证为肝经湿热者居多，用龙胆泻肝汤治疗获效者可达十之七八，且疗效重复性较好；同时对于舌红苔黄腻的口苦，龙胆泻肝汤联合黄连温胆汤则疗效更好。

加用芦根，一是芦根有协助清热的作用；二是此类口苦往往伴有口干，为热灼津液所致，芦根生津有助于纠正口干，且使清热不致伤津；三是芦根还有一定的排痰作用（如治疗肺痈之苇茎汤中有芦根），可助温胆汤化痰；四是芦根可"疗呕逆不下食、胃中热"（《新修本草》），其与温胆汤中竹茹同用可清泄胃热，降逆止呕，有助于压抑胆气上溢而止口苦。

（张烨整理）

50. 内外合治疗舌疮

案 孙某，女，75岁，2018年3月22日初诊。主诉：舌体溃疡疼痛1个月余。查见舌体左侧有一直径约20 mm的不规则溃疡灶，边缘充血，上覆黄白糜烂黏膜，时头晕乏力，纳食欠佳，便干，舌淡红，苔薄，脉细弦。2016年1月发现食管癌伴纵隔淋巴结转移，家属考虑患者年高体弱，采用中医保守治疗。2017 年初出现进食吞咽困难，形体消瘦，面色枯槁，2017 年 12 月 28 日至门诊就诊。经健脾补气、理气和胃、化痰散结治疗后，精神好转，体重 3 个月增加 1 kg，噎嗝症状有所减轻，但进食固体食物仍有一定困难，胸膈时有疼痛。

内服方：蜈蚣 2 条，天龙 12 g，水蛭 9 g，杏仁 12 g，桃仁 12 g，火麻仁 30 g，当归 15 g，生地黄 12 g，竹叶 12 g，川石斛 15 g，黄柏 12 g，甘草 12 g，肿节风 15 g，焦三仙各 12 g，14 剂，水煎服，1 剂服用 2 日，服用 1 个月。

漱口方：黄连 12 g，儿茶 3 g，五倍子 15 g，3 剂，水煎成 200 mL，频频含漱后吐出。

二诊（2018 年 4 月 30 日）：舌溃疡面积稍有缩小，仍有疼痛，舌淡红，苔薄黄，脉细弦。

内服方：防风 12 g，白芷 12 g，山栀子 12 g，藿香 12 g，茯苓 12 g，川石斛 15 g，甘草 12 g，肿节风 30 g，黄芩 12 g，苍、白术各 9 g，厚朴 12 g，黄连 9 g，升麻 12 g，生地黄 12 g，14 剂，服法同上。

漱口方：同上，14 剂。

三诊（2018 年 5 月 28 日）：舌溃疡已愈，留有瘢痕。转治噎嗝病为主。

按：舌体溃疡中医病名为"舌疮"，其发病原因至今不明，一般与遗传、病毒与细菌感染、食物过敏、维生素或微量元素缺乏、系统性疾病、增强的氧化应激反应、局部创伤、精神压力与内分泌紊乱等因素相关。口疮一般很小，单发或多发，常反复发作。但本案以前并无口疮反复发作病史，初发舌面溃疡巨大至 2 cm，这种情况较为少见。

《圣济总录》："口疮者，心脾有热，气冲上焦，熏发口舌，故作疮也。"一般而言，口舌生疮多属心脾热盛。本案与心火上炎，脾胃湿热有关。由于患者一直以治疗噎嗝病（食管癌）为主，故 2018 年 3 月 22 日起内服药仍以治疗食管癌为主，针对口疮再辅以导赤散加黄柏、肿节风以清火燥湿；同时用漱口方含漱外用，以清热燥湿，敛疮生肌。

二诊时舌面溃疡有所缩小。舌面巨疮长期不愈，舌痛影响进食和语言，将加重噎嗝病情。故 2018 年 4 月 30 日起内服、外用方转为专攻舌疮。舌疮上覆黄白腐腻苔，考虑主要病机应与脾胃伏火湿热有关，处方以泻黄散、平胃散合清胃散加减，清胃热，燥脾湿；同时继续守方含漱外用，5 月底时巨大舌疮已痊愈，仅留下瘢痕。

本案联合内服、外用双管齐下治疗舌疮，取效明显。外用漱口方用黄连、儿茶清热解毒，加五倍子收湿敛疮生肌。五倍子所含的鞣酸接触皮肤黏膜溃疡后，可凝固其组织蛋白质，形成一层被膜而呈收敛作用，对金黄色葡萄球菌和大肠杆菌亦有抑制作用。儿茶的有效成分鞣质有收敛、消肿、止痛功效，所含槲皮素具有抑制病原微生物的作用，对革兰氏阳性球菌、革兰氏阴性杆菌及真菌均有良好的抑制作用。黄连的现代药理研究多集中在对胃肠黏膜的保护作用，对口腔黏膜并无相关论述，基于黄连有抗菌、抗病毒功效，能抑制致炎因子产生，提高胃肠黏膜屏障功能，改善胃肠黏膜血流供应，调节自主神经系统功能，抗脂质过氧化等，推测其对口腔黏膜也有一定的保护及修复作用。

（张烨整理）

 ## 51. 复杂干预地图舌

案 何某，女，18岁，2020年3月16日初诊。随其母来就诊，称舌苔腻而分布不均，求调理。细观其舌色淡红，舌苔白腻而斑驳不均，呈不规则剥脱状。女儿诉少年时即有此舌象，舌苔花剥时轻时重，但一般并无明显不适。此为"地图舌"，多为游走性舌炎所致。患者诉脸颊皮肤容易过敏。观面部皮肤红赤并散布红色小丘疹样痤疮，伴瘙痒感，遇热更甚并显浮肿。平素手足冷，大便质稀，月经来潮第一日伴少腹疼痛，经量正常。脉细偏数。

处方：生地黄30g，丹皮12g，赤芍12g，水牛角50g（先煎），女贞子12g，旱莲草20g，炮姜炭15g，五灵脂12g，炙乳香、没药各12g，茯苓12g，苍术12g，藿香、佩兰各12g，厚朴12g，薏苡仁30g，白蔻仁6g，通草10g，滑石12g，7剂。

二诊（2020年3月23日）：服药1周，依旧手足冷，便质稀，但面部红赤、丘疹样痤疮及瘙痒均有所减轻，白腻苔花剥程度亦较前明显减轻。月经将至。

处方：藿香、佩兰各9g，厚朴12g，薏苡仁30g，白蔻仁6g，通草9g，茯苓15g，苍、白术各12g，旱莲草12g，五灵脂12g，肉桂9g，炮姜炭12g，炙乳香、没药各12g，延胡索20g，7剂。

三诊（2020年3月30日）：27日月经来潮，无痛经发生，今为月经第4日。面部皮肤红赤丘疹进一步减轻，无瘙痒，大便已然成形，手足冷略有改善。脉细弦，舌淡红，苔薄白腻，分布呈现均匀，地图舌已基本消除。

处方：生地黄50g，丹皮12g，赤芍12g，水牛角50g（先煎），旱莲草30g，苍、白术各12g，薏苡仁30g，厚朴12g，藿香、佩兰各9g，通草10g，白鲜皮15g，地肤子15g，7剂。

四诊（2020年4月9日）：诸症均除，地图舌消失，苔薄白，分布均匀，大便正常，手足不冷，面部皮肤不红，丘疹样痤疮及瘙痒感不再。因今年新冠感染疫情常需戴口罩，只有在长时间戴口罩时面部有些许瘙痒感。仍以前法善后以资巩固。

按：纵观本案证治动态过程：① 面部红色丘疹痤疮伴瘙痒，遇热更甚，提示血分有热，故用犀角地黄汤合二至丸滋阴凉血散瘀。② 舌苔白腻斑驳，面部痤疮色红，遇热而显浮肿，提示湿热内蕴，故用三仁汤合藿朴夏苓汤宣畅气机，清热化湿。③ 平素手足冷，大便质稀，提示阳虚不足，故先后用炮姜炭、肉桂温阳散寒，有助于复阳以止泻止痛。④ 痛经提示为寒凝血瘀，故在温阳散寒基础上加五灵脂、炙乳没、延胡索活血祛瘀止痛。⑤ 面赤红疹瘙痒，遇热浮肿，提示或为过敏状态，故后又加用白鲜皮、地肤子清热燥湿，祛风解毒而抗过敏。前三诊处方药物所体现的治疗方法十分复杂，既有养阴又有温阳，既有凉血又有活血，既有止泻又有止痛，既有清热又有解毒，既有祛风又有化湿。看似庞杂无序，其实各方兼顾，颇有深意，乃融多种治法方药于一炉。

本案治疗属于典型的复杂干预，其中不少配伍具有相辅相成的作用。例如：① 养阴合清热有助于凉血。② 散寒合化瘀有助于止痛。③ 温阳合化湿有助于健脾止泻。④ 燥湿合祛风有助于止痒消肿。⑤ "治风先治血，血行风自灭"，凉血活血也有助于祛风止痒。但是也有一些配伍甚为掣肘棘手，例如：清热与散寒、凉血与活血、养阴与化湿。清热凉血不利于温阳散寒，反之亦然，成一对矛盾；血得寒则易凝泣，得热则易妄行，又成一对矛盾；养阴则易助湿，燥湿则易伤阴，又成一对矛盾。

本案前后用药章法严谨。根据地图舌白腻苔，将化湿方药始终贯穿治疗全过程；首诊用犀角地黄汤，待二诊月经将至时，撤之而加重散寒温阳，祛瘀止痛药以防治痛经；待三诊月经过后，再度重用犀角地黄汤，更加祛风化湿药。似此前后错开的药物运用方法，又赖配伍药物相互之间的牵制，有助于解决以上诸种矛盾。在治疗过程中，前有撤退，后有折返，追加有度，剂量增减，结果诸症均消。

（张涛整理）

 ## 52. 咽痰治鼻下通腑

咽喉不适不仅见于咽喉本身疾患，咽喉以外的病因也较多见，如胃食管返流症、慢性鼻咽炎、甲状腺疾病、颈椎病、心血管疾病、神经精神性咽喉疾病等。我们团队曾就精神心理性咽喉病即"郁证性咽病"的因机证治进行过详细论证[64]。咽喉不适有多种临床表现形式，最常见如咽痛、咽干、咽喉部异物感等；咽部异物感的异常感觉表现纷繁，有黏着感、无咽下困难的吞咽梗阻感、紧迫感、烧灼感、瘙痒感、蚊行感，等等。咽部神经支配极为丰富，故咽部感觉极为灵敏，其咽部异物感产生的机制亦较为复杂。全身许多器官的疾病也可通过神经反射和传导作用使咽部发生异常感觉。对以咽部感觉异常为主诉的患者，在诊治过程中尤需多加思辨。其中，咽中不适有痰可缘于鼻后滴漏综合征，常易被忽略。

案 1 潘某，女，54 岁，2013 年 7 月 26 日初诊。咽中有痰、不适已有 3 年，近来加重，痰色黄白，鼻塞不通（对此针灸治疗中），夜半右下腹时有块状物聚起可触及，夜寐仅有 3～4 小时，二便正常，舌偏红，苔薄，脉细弦。

处方：蝉衣 10 g，僵蚕 12 g，胖大海 3 g，桔梗 12 g，甘草 9 g，金银花 30 g，连翘 30 g，夜交藤 30 g，酸枣仁 15 g，14 剂。

二诊（2013 年 8 月 13 日）：咽中仍有痰，夜间偶有咽痒咳嗽，右下腹块物聚起似有减少，夜寐增至 4～5 小时，舌红，苔黄，脉细弦。上方加金荞麦 15 g，挂金灯 12 g，7 剂。

三诊（2013 年 9 月 10 日）：咽中痰仍未有明显减少，时有右下腹块状物聚起伴痞胀，睡眠有所改善，舌暗红，苔黄，脉细弦。

处方：辛夷 9 g，苍耳子 9 g，桔梗 12 g，炙甘草 12 g，干姜 20 g，木香 12 g，槟榔 12 g，枳实 12 g，莱菔子 12 g，莪术 12 g，大腹皮 12 g，7 剂。

四诊（2013 年 10 月 8 日）：患者诉服药 2 剂后，可吐出多量黏痰，咽中痰随之减半，右下腹聚起亦减少八成，睡眠时欠佳。三诊方加夜交藤30 g，7 剂。

五诊（2013 年 10 月 15 日）：服上药后，患者目前能感觉得到黏痰自鼻腔流向咽喉，吐出为黄脓痰，痰量较前明显减少，右中下腹部再无聚起，伴脑鸣、睡眠易醒，舌脉同上。四诊方辛夷增至 15 g，苍耳子增至 12 g，加南星 12 g，半夏 12 g，桂枝 20 g，川芎 15 g，去大腹皮，7 剂。

咽中黏痰明显减少，仅于季节冷热交替变化时偶现，鼻后滴漏症明显好转。

按：本案归纳起来主要有三大不适：鼻塞而咽中有痰、聚证间断发作、夜寐欠安。在二诊之前，主要以慢性咽炎进行治疗，然而就咽中有痰的主症而言并未见效。三诊时回忆患者初诊即有鼻塞不通的主诉，当时已行针灸治疗，但并未在意，且患者此后也未再提及鼻塞。考虑到咽中有痰不适或有鼻源性因素存在，若非控制鼻炎，咽中不适有痰恐亦难以去除。于是转换治疗思路，以通鼻醒鼻结合利咽通腑化痰为主治疗，启用苍耳子散（半方主药）疏风通窍，桔梗汤排解浊痰，甘草干姜汤辛以散之，更配合木香槟榔丸通腑导滞于下。患者仅服用 2 剂，吐痰量即明显增多，咽中痰随之减半；再服 10 剂，患者能明显感觉得到黏痰自鼻腔顺畅流向咽喉而吐出黄脓痰，自此痰量减少，鼻通而咽喉利，病势大衰。

从诊治经过来看，本案可基本判断为鼻后滴漏综合征。鼻后滴漏综合征病因多样，多为变应性或非变应性鼻腔、鼻窦炎等引起，以鼻后分泌物倒流感、慢性咳嗽、鼻塞、咽后黏性分泌物附着等为主。本案在四诊前并无"自觉有分泌物自鼻后腔流向于咽部"的典型症状，仅以鼻塞、咽中有痰为主诉，初诊时又忽略了鼻塞这一症状，故仅治咽部无效。三诊后鼻咽同治，鼻窍通而壅蓄浓痰部分流出，鼻咽腔通路有所打通，方使患者有了"黏痰自鼻腔流向咽喉"的感觉。

我们认为，诊治过程中不可忽视三诊时木香槟榔丸的应用及其作用。从表面来看，患者常在右中下腹部有块状物聚起伴痞胀，此为"聚证"，为肠功能紊乱所致，其大便虽然正常，中医病机一般认为食滞痰阻居多，胃与大肠相连、六腑以通为用，可用六磨汤、木香槟榔丸及枳实导滞丸类方进行治疗。本案采用木香槟榔丸后，聚证明显减轻乃至消失。但在本案不容忽视的另外一点是，咽喉与鼻腔、口腔相通，是呼吸道与消化道的共同通道，既然咽喉也与食管、胃相连，则"六腑以通为用"的治则同样适用于咽喉痰多的病证，故理气化痰，导滞通腑的方药有助于咽喉间痰多壅塞的祛除。因此，木香槟榔丸之在本案，不仅治疗了聚证，而且由于腑行通畅、导痰下行，咽喉中痰也得以顺下而减，使得痰有出路，这对本案鼻后滴漏综合征的症状改善同样起到了积极的作用，充分体现了中医的整体观念。我们通过通腑导滞化痰以减轻咽部痰涎，并非个案[60]，请再参见下例。

案2　张某，女，35岁，2007年7月31日初诊。咽部不适，有痞堵感，喜叹气，月事至则感乳房胀，中脘痞闷，胃纳不佳，大便不通，舌淡红，苔薄黄腻，脉细。2007年6月8日胃镜检查示胆汁返流性胃炎，十二指肠球炎。诊断为梅核气；治宜行气导滞，化痰消食。

半夏厚朴汤合木香槟榔丸加减：半夏12 g，厚朴12 g，茯苓12 g，苏梗12 g，黄芩12 g，瓜蒌皮40 g，木香15 g，槟榔15 g，青皮12 g，陈皮12 g，枳实15 g，莪术12 g，香附15 g，煅瓦楞30 g，神曲15 g，麦芽15 g，14剂。

二诊（2007年9月11日）：服上药诸症均瘥。因停药月余，顷诊又觉食后咽部有物梗阻。再予前方治疗。

按：吴谦《医宗金鉴·订正金匮要略注》云："此病得于七情郁气，凝涎而生。"肝气郁结则咽中如有炙脔，喜叹气，乳房作胀，进一步影响脾胃运化则食滞胃肠，纳呆便秘；另外，脾胃失健也可凝湿生痰，聚食成积，腑道不通，痰气相搏上逆阻于咽喉，咽膈产生痞堵之感。所以梅核气一症，其病机多涉及肝、脾、胃、肠，其病理产物常见痰、湿、食滞诸般交织。本案在治疗上，以半夏、厚朴降逆散结化痰；以木香槟榔丸行气导滞攻积；至于消食制酸，润肠通便，皆为佐使。治此郁证不疏肝，但调理脾胃肠，去痰湿食积滞，盖脏腑病机学说之玄妙。

（张烨整理）

53. 荆芥连翘疗耳疾

荆芥连翘汤出自明代龚廷贤《万病回春·卷五》，系由荆芥、连翘、防风、当归、川芎、白芍、柴胡、枳壳、黄芩、山栀子、白芷、桔梗各等分，甘草减半组成；主治肾经风热之两耳出脓以及胆热移脑之鼻渊。古人评价此方："治两耳肿痛神效。"以此方治疗耳痛多例效如桴鼓。

案 陈某，男，41 岁，2017 年 7 月 20 日初诊。诉 1 周前洗澡时不慎右耳进水，引发喷嚏连作，右耳听力骤然下降，耳痛剧烈如遭拳擂，至西医五官科求治，被诊为中耳炎，予滴耳剂治疗，经日无效，遂转求中医诊治。舌淡红，苔薄，脉细弦。

处方：荆芥 12 g，防风 12 g，连翘 12 g，黄芩 12 g，山栀子 12 g，桔梗 12 g，甘草 12 g，川芎 12 g，白芷 12 g，白芍 12 g，当归 12 g，柴胡 12 g，枳壳 12 g，石菖蒲 12 g，7 剂。

患者服上方仅 3 剂即耳痛止而复聪，服毕 7 剂，愈如常人。

按：荆芥连翘汤方中荆芥、防风疏风散邪；连翘、黄芩、山栀子清热解毒；当归、川芎、白芷、白芍活血止痛；桔梗、甘草（《伤寒论》桔梗汤）利咽；柴胡、枳壳理气通窍，合芍药甘草汤又构成四逆散方意，梳理七窍之间气机；白芷、桔梗汤具有排脓排痰功效。因此，本方除了疏散风热外，实可适用于多种病因病机所引起的耳肿痛。

我们评价此方常不免充满溢美之词，此方"构思严谨，七窍兼顾，选药周全，配伍精妙，一药多用，君可兼臣，使可充佐，集诸般治疗原则于一方之中，不容随意加减"。从上案来看，治疗仅增加一味化湿开窍的石菖蒲。

七窍内在相通，鼻咽相连、耳鼻相通，鼻病、咽病与耳病均可互相影响，同时出现。荆芥连翘汤也许不能包治各种类型的耳痛，但在按中医理论正确辨证论治的前提下，其对部分原发性外耳道疾病、中耳疾病所致耳痛，对继发于鼻、口腔、咽喉、腮腺等器官疾病，甚至对部分神经性耳痛，都能发挥一定的治疗作用。

20 世纪初，日本医家森道伯在《万病回春》荆芥连翘汤基础上，加同样出自《万病回春》的温清饮（四物汤加黄连解毒汤：当归、白芍、熟地黄、川芎、黄连、黄芩、黄柏、栀子），再加薄荷，构成汉方荆芥连翘汤，治疗蓄脓症（副鼻窦炎、鼻窦炎）、慢性鼻炎、慢性扁桃体炎、粉刺等。据说《万病回春》被日本汉方医家奉为必读经典，对日本汉方医学影响深远。

（朱蕾蕾整理）

第八章
皮肤外科病

54. 脱发外洗可增效

案 史某，女，32 岁，2019 年 8 月 26 日初诊。主诉：脱发 10 余年，加重 2 个月。梳头时头发脱落明显，伴面色萎黄，乏力，有贫血病史，舌淡红，苔薄白，脉细。

处方：女贞子 12 g，旱莲草 12 g，菟丝子 12 g，当归 12 g，生、熟地黄各 15 g，藕节 30 g，侧柏叶 15 g，木瓜 9 g，羌活 9 g，生黄芪 30 g，枸杞子 12 g，14 剂。

二诊（2019 年 9 月 9 日）：脱发依旧。原方续服 14 剂。

三诊（2019 年 9 月 23 日）：脱发未见明显改善，近日寐差，舌脉同上。

口服方：上方加桑白皮 15 g，酸枣仁 15 g，合欢皮 30 g，14 剂。

外用方：桑白皮 30 g，桑叶 30 g，7 剂。每日外用洗头。

四诊（2019 年 10 月 7 日）：脱发明显减少。再予三诊口服方与外用方各 14 剂，以巩固疗效。

按： "发为血之余"，基于"肾藏精，精化血，肝藏血"，故毛发的生长脱落、润泽枯槁与肝、肾关系最为密切。脱发多由肝肾不足、血海亏虚、阴精虚耗，致阴血不足，不能上荣毛发，发失所养，故治疗脱发多从补益肝肾，养血填精入手。

本案脱发多年伴面色萎黄、乏力，且有贫血病史，证属肝肾不足，气血两虚，故以治疗脱发经验方滋补肝肾，益气养血。此脱发经验方我们用之多年，一般坚持服用 2 个月左右多能见效。但本案脱发已有 10 年，顽疾恐难短期奏效，故服药 4 周脱发依旧不减。患者略显气馁之意，遂加用中药外洗方以期缩短治疗周期，增强疗效，内外合治 2 周后脱发明显减少，患者甚喜。

此外洗方为自拟，名重桑汤，由桑叶、桑白皮二味药组成。《本草纲目》载桑叶"治劳热咳嗽，明目长发，止消渴"。《千金方》中"治头发不长"的方剂以桑叶为主药。民间也有以桑叶单味药煎汤洗头治脱发者。桑白皮，《本草纲目》谓其外用"烧取汁涂头，黑润鬓发""煮汁染褐色，久不落"。动物实验提示，桑白皮浸出物能缩短毛发的休止期，诱导生长期毛囊生成的作用。根据我们经验，桑叶与桑白皮相伍外用，对于防治脱发、促进生发有较好的疗效。

（张烨整理）

55. 融汇大家治瘾疹

案 周某，女，45 岁，2017 年 12 月 28 日初诊。主诉：反复皮疹发作半年余。患者为过敏体质，有荨麻疹病史，时有发作。自 2017 年 6 月份起每日荨麻疹发作 2～3 次，服用抗过敏药盐酸左西替利嗪分散片，2 日服用 1 粒，症情未见改善。现荨麻疹仍每日发作，部位不定，发作时皮疹红肿伴瘙痒。舌淡红，苔薄，脉细弦。

处方：茜草 12 g，旱莲草 30 g，水牛角 50 g，生地黄 50 g，丹皮 10 g，赤芍 12 g，乌梅 15 g，钩藤 12 g，蜈蚣 2 条，苦参 12 g，甘草 30 g，蝉蜕 12 g，当归 15 g，蛇蜕 12 g，浮萍 15 g，苏叶 10 g，白鲜皮 15 g，地肤子 15 g，7 剂。

二诊（2018 年 1 月 4 日）：服上方 1 周中仅有 2 日荨麻疹未发作，左西替利嗪仍 2 日服用 1 粒，舌脉同上。上方再予 14 剂。

三诊（2018 年 1 月 17 日）：服上方 2 周内，荨麻疹发作显著减少，14 日内仅有 2 日发疹，其余日子未有发作。上方甘草减为 15 g，加五味子 9 g，14 剂；嘱左西替利嗪改为 3 日服用 1 片。

四诊（2018 年 1 月 31 日）：以上 2 周内皮疹仅发作一次。嘱其停用西替利嗪，只服中药。仍予三诊方 14 剂，嘱每剂中药煎煮后，每日分 3 次温服。

五诊（2018 年 3 月 21 日）：服上药 2 周后，患者自行停药 1 个月余，期间荨麻疹未再发作过。今再予上方 14 剂，嘱 1 剂药服用 2 日，以巩固疗效。

按： 荨麻疹是皮肤变态反应性疾病，属中医"瘾疹"范畴，往往与先天禀赋有关，常反复发作，经久难愈。观本案患者病状，属内有血热，外有风邪，故治疗以清热凉血，祛风利湿为主。方用犀角地黄汤加味。方中以水牛角、赤芍、生地黄、丹皮、茜草清热凉血，旱莲草养阴，钩藤、蜈蚣息风，苦参、白鲜皮、地肤子清热燥湿，乌梅、甘草酸甘化阴，蛇蜕、蝉蜕、苏叶发散风热，当归补血活血，浮萍利水消肿。患者服药后症情明显改善，之后基本以原方继续服用，至四诊时患者荨麻疹基本未再发作，停用西药，纯以中药口服巩固疗效。

《素问·至真要大论》云："诸痛痒疮，皆属于心。"刘河间《素问玄机原病式》则将此改为："诸痛痒疮，皆属心火。"《素问·阴阳应象大论》云："风胜则动，热胜则肿。"《证治汇补》补充道："风胜则痒，热胜则胀。"温病理论则认为斑疹为热入营血的表现。由上可知，"瘾疹"之为病，其病机不离"风""火"，所以治疗上常用疏风清热凉血之法为主。

犀角地黄汤是清热凉血的常用方剂，在血热型皮肤病中应用很广。茜草、旱莲草、乌梅、五味子、蝉蜕、浮萍等药物对皮肤变态反应性疾病具有一定疗效。《本草化义》评价苏叶曰："紫苏叶，为发生之物，辛温能散，气薄能通，味薄发泄，专解肌发表，疗伤风伤寒……凡属表症，放邪气出路之要药也。"祝谌予所制过敏煎也用到了乌梅、五味子。李可经验方"脱敏灵"则用浮萍、蝉蜕、苏叶、地龙四味治疗皮肤过敏性疾病。白鲜皮、地肤子、苦参均为治疗皮肤病的要药。蜈蚣、蛇蜕既有祛风之功，又有搜剔络脉之效，以荨麻疹往往病程绵延，久病入络之故也。当归补血活血，取"治风先治血，血行风自灭"之意。本案构方，融汇古今理论，融合前辈大家经验，果然疗效不凡，根治了荨麻疹，其效胜过西药抗过敏药。

（张涛整理）

56. 嗜酸皮炎治内外

案 王某，男，76 岁，2020 年 10 月 15 日初诊。主诉：周身泛发暗红色斑丘疹 1 年有余，加重 4 个月。2019 年夏季出现周身皮疹，冬季好转；2020 年 6 月周身皮疹再次发作加重，开始从下肢出现暗红色斑疹，渐向上蔓延至全身。刻下：除头面外，身上多处皮损，尤其是下肢膝盖以下最为严重，肿胀、糜烂、渗液、增厚、脱屑、色素沉着，瘙痒难忍，苦不堪言（图 8-1）。解衣查看见四肢、胸背均有皮损。纳差，大便 2 日一行，尿量较以往减少，夜间因瘙痒而寐差。无发热。舌淡红微暗，有裂纹，苔少，脉弦滑。据患者诉，自 2019 年夏天患病之始，就不断在外院皮肤科经西医激素等治疗，当年冬天病情一度得到控制。但是，2020 年 6 月再次复发，经去年同样的西医治疗却毫无效果，并日渐加重，特来寻求中医治疗。有慢性支气管炎病史 4 年，平时常咳嗽咳痰。实验室检查示嗜酸性粒细胞百分比及细胞值均明显高于正常（图 8-2）。我们耐心接诊，并请皮肤科协诊为嗜酸性粒细胞增多性皮炎。由于病情顽固、病程长，决定采用内服加外治纯中医方法进行治疗。拟清热解毒，凉血活血，祛风抗敏，除湿止痒为治疗原则。

内服方以大剂量犀角地黄汤、四妙勇安汤加味：水牛角 50 g（打碎），生地黄 50 g，丹皮 12 g，赤芍 12 g，玄参 90 g，金银花 60 g，当归 60 g，甘草 30 g，土茯苓 30 g，地肤子 30 g，白鲜皮 30 g，蝉衣 9 g，蛇蜕 12 g，旱莲草 30 g，茜草 12 g，制大黄 12 g，泽泻 30 g，车前草 20 g，车前子 20 g，防己 15 g，7 剂。

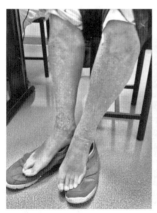 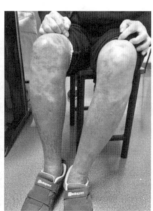 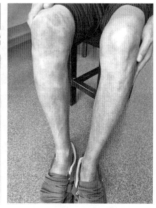

初诊（2020 年 10 月 15 日）　二诊（2020 年 10 月 22 日）　随访（2021 年 6 月 2 日）

图 8-1　治疗过程中下肢皮损的变化

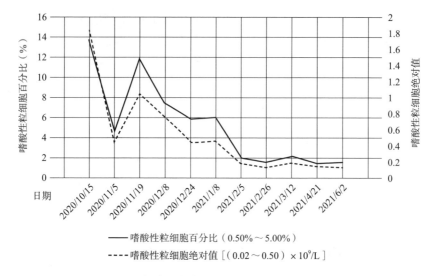

图 8-2　治疗过程中嗜酸性粒细胞百分比及绝对值变化

外洗方：马齿苋 100 g，白鲜皮 60 g，地肤子 60 g，苦参 30 g，7 剂。

医嘱：① 必须自行煎煮中药，每剂煎煮 2 次，共得 800 mL，每日分 4 次服用。② 保持大便通畅，如服药后大便稀溏，1 日超过 2 次，则减去方中大黄。③ 外洗方每日煎煮 1 剂，以汤汁水外搽、外洗，不拘次数。④ 停用其他内服与外用西药，纯用中药治疗。

二诊（2020 年 10 月 22 日）：内外合治，仅治疗 1 周即取得显著效果，下肢肿胀、糜烂、渗出、脱屑等皮损基本消退，瘙痒几止，皮肤增厚及色素沉着也有轻减，身上已无新发皮疹（图 8-1）。药后大便稀溏 1 日一行，故 2 日后自行减去大黄。舌脉同上。内服方去制大黄、车前子，加猪、茯苓各 20 g，14 剂；外洗方不变，仍予 7 剂，每剂用 2 日。

三诊（2020 年 11 月 5 日）：患者因嫌药汁量多自行减半，1 剂分 2 日服用。周身皮损持续好转之中，无脱屑、渗液、肿胀，偶有瘙痒，皮肤干燥，上肢及背部色素沉着进一步减少，大便成形。伴随着皮肤症状改善，嗜酸性粒细胞百分比及细胞绝对值均已迅速恢复正常（图 8-2）。内服方将车前草、猪茯苓、泽泻减为 15 g，7 剂（合上方剩余 7 剂，共 14 剂）。今起停用外洗方。

四诊（2020 年 11 月 19 日）：近 3～4 日病情似有反复，双下肢及右肘部皮肤瘙痒又起，因搔抓后渗液，小腿微肿，背部皮损已愈。近来咳痰稍多，色白，舌微暗红，裂纹，苔少，脉弦滑。嗜酸性粒细胞百分比及细胞绝对值有所反弹增高（图 8-2）。

内服方：去金银花、玄参，改当归 12 g，甘草 12 g，车前草 30 g，加杏仁 9 g，白豆蔻 9 g，生薏苡仁 30 g，半夏 12 g，滑石 30 g（包煎），威灵仙 12 g，石菖蒲 12 g，夜交藤 20 g，火麻仁 12 g，7 剂。重新启用外洗方 7 剂，1 剂使用 2 日，用法同前。

五诊（2020 年 11 月 26 日）：咳痰减轻 2/3，恢复内外合治后，下肢瘙痒明显减轻，并无新发皮疹，胫前皮肤稍有渗液，上肢、胸背皮损已无渗出，舌微暗红，有裂纹，苔净，水滑，脉弦滑。

内服方：水牛角 50 g，生地黄 50 g，赤芍 12 g，丹皮 12 g，甘草 12 g，旱莲草 30 g，玄参 30 g，土茯苓 30 g，白鲜皮 15 g，地肤子 15 g，蛇蜕 12 g，乌梅 12 g，龙葵 12 g，石菖蒲 12 g，苍术 12 g，黄柏 12 g，薏苡仁 30 g，防风 12 g，炙麻黄 3 g，14 剂。

外洗方：马齿苋 60 g，白鲜皮 30 g，地肤子 30 g，蛇床子 30 g，苦参 30 g，14 剂，每日 1 剂，外洗同上。

之后继续坚持内外合治没有中断，内服方随证略有微调，外洗方不变。血液嗜酸性粒细胞数值从 2020 年 12 月底起下降至正常，嗜酸性粒细胞百分比则稍晚至 2021 年 2 月恢复正常（图 8-2）。其间肝肾功能检查均在正常范围。嗜酸性粒细胞增多性皮炎易在夏季发生或复发，至 2021 年 7 月 11 日患者复诊，正值中伏，但患者病情稳定，无瘙痒、无渗出，毫无新发皮疹，色素沉着日益淡化，步履轻松稳健，一家人甚是开心。

按：嗜酸性粒细胞增多综合征是一组原因不明，以血和骨髓嗜酸性粒细胞持续增多、组织中嗜酸性粒细胞浸润为特征的疾病。如本案主要以皮损为主者，谓嗜酸性粒细胞增多性皮炎，有时也可表现为荨麻疹、血管性水肿，可出现红斑、丘疹、结节，常伴有剧烈瘙痒。嗜酸性粒细胞增多综合征也可累及其他脏器而表现为心悸、呼吸困难、哮喘、昏迷、腹痛、腹泻、肝脾肿大、淋巴结肿大等多种病变。西医通常用糖皮质激素或免疫抑制剂治疗，近年也有使用酪氨酸激酶抑制剂、抗 IL-5 单克隆抗体等药物治疗的报道，但其疗效均为暂时性的，不良反应多，停药后易复发。本案 2019 年初发病时曾求治于西医，经过数月治疗以后，病情得到控制，2020 年 6 月病情复发后，西药治疗无效，故听病友介绍转至我院以求中医治疗。

本案嗜酸性粒细胞百分比及绝对值均明显高于正常，皮炎遍及全身，尤以两下肢严重，肿胀、糜烂、渗出、尿少，皆是湿邪为患；疹色暗红、皮肤增厚，为血瘀之象；瘙痒难耐，风邪掺和；皮疹冬季轻而夏令重，病性偏热。综合分析其中医病因病机，当属风、湿、热、瘀多因素掺杂，治疗原则拟清热解毒，凉血活血，祛风除湿。以犀角地黄汤合四妙勇安汤加味；结合现代医学发病机制及临床经验，重视抗过敏中药的运用，如地肤子、白鲜皮、土茯苓、茜草、旱莲草、乌梅、蝉蜕、蛇蜕等，这类具有抗过敏作用的中药一般多属于"风药"范畴，可祛风止痒；古云"治风先治血，血行风自灭"，祛风药联合凉血活血药治疗风痒症，可取事半功倍之效；再取泽泻、防己、车前子草利尿祛湿；我们经验认为大凡瘙痒症必须保持腑行通畅，用大黄即是此意，何况还有活血泄热作用。为取速效，与此同时还用了祛风除湿，清热解毒止痒的外用洗方配合治疗。考虑到患者发病已有 1 年，经过西药激素治疗已经难以获效，病情顽固，非重剂难挽万一，故无论内服、外治，药物剂量均偏重。

以上诊疗过程证明，中药内服法治疗嗜酸性粒细胞增多性皮炎是有效的，中药外治法治疗嗜酸性粒细胞增多性皮炎同样也是有效的。三诊时因虑及天气渐凉而停用了外治法后，皮损瘙痒即有反复；四诊重启外治法后，皮损又有减轻。汤药外洗可使药物直达病所发挥治疗作用，较之内服取效更为迅捷。四诊时仅小腿皮肤少量渗出、小腿微肿，此时热毒已轻，湿邪氤氲纠缠，故后以三仁、三妙替代了四妙勇安汤，以化湿及清利下焦湿热为主，其余基本治则不变，皮炎终获完全缓解。中药治疗亦未见任何不良反应。

（孙玄尕整理）

57. 疤痛治从毒瘀虚

外科手术可以解除病痛，但术后可能遗留的绵绵无休的刀疤痛却成为一些患者新的烦恼。我们在多年临证中发现，瘢痕痛的成因多是局部"热毒"和"瘀血"，运用化瘀解毒法可以有效缓解切口处疼痛；对于年老体弱或痛久难愈者，尚须兼顾"气虚"而配伍黄芪，以达益气托毒之效。

案 徐某，女，58 岁，2020 年 2 月 27 日初诊。主诉：右乳术后切口疼痛 3 个月余。患者因体检发现 CA153 升高、乳房结节，于 2019 年 9 月 19 日在某三甲医院行右乳房象限切除术。病理示右乳肿块腺病，局部导管周围淋巴细胞浸润。术后切口处疼痛，望之刀瘢处红赤、微肿，同侧腋下亦时有疼痛。既往有帕金森病史，长期便秘。舌淡红，苔薄，脉细弦。治法以清化毒瘀为主，益气扶正，通络止痛为辅，兼顾通便。

处方：丹参30 g，五灵脂12 g，炙乳香、没药各9 g，蒲公英30 g，夏枯草30 g，生黄芪30 g，柴胡12 g，橘核12 g，荔枝核12 g，芦荟3 g，14剂。

二诊（2020年3月12日）：服药1周后刀口疼痛几止，仅有局部隐痛，排便仍困难而量少，舌脉同上。上方蒲公英增至40 g，生黄芪增至50 g，加生大黄12 g（后下），半夏15 g，当归30 g，金银花30 g，去夏枯草，14剂。

三诊（2020年3月26日）：腋下疼痛止。之后始终紧扣解毒、化瘀、补虚三原则，处方核心用药为蒲公英、丹参、黄芪加味。

四诊（2020年4月23日）：乳房切口疼痛完全缓解，但触碰刀疤时仍有微痛，加入芒硝。

五诊（2020年5月7日）：触碰乳房刀疤处不觉疼痛，排便每日一行。8月中旬随访，刀疤处已月余无疼痛及触痛。

按：胸腹部手术后遗切口疼痛在临床上并不少见，其原因通常为炎症、粘连或机械性牵拉等。我们认为，炎症多为阳热之邪郁结体内而成热毒；局部粘连、组织增生则与血瘀相关。体表瘢痕疼痛通常为瘀毒互结，阻滞经络，不通则痛。部分患者刀疤疼痛发生于术后数月甚至数年之后，经久不愈，在治疗时还须考虑到正气不足的因素。因此，疤痛的治疗应以清热解毒、活血化瘀和益气扶正为主。

本案初诊时即从毒、瘀、虚论治，服药7剂，疼痛几愈，疗效凸显。蒲公英擅清热毒，丹参专化瘀血，黄芪扶助正气，体现了处方治则核心。五灵脂、乳香、没药活血定痛，橘核、荔枝核、夏枯草散结理气止痛，皆有止痛增效作用。柴胡入肝经，芦荟为通便而用。二诊在此基础上进一步加强了清热解毒和活血化瘀力量。三诊时腋下疼痛已完全缓解。之后治则治法不变，服药1个月，刀疤痛及触痛亦止。纵观整个治疗过程，疗效的关键是始终抓住了疤痛的基本病机——瘀、毒、虚，这是辨证核心之所在。

治疗术后刀疤痛首要任务是要找到病症的中医病机规律，然后才能据此立法处方。我们从刀疤痛的现代医学病理发生机制出发，将炎症与热毒、局部组织增生粘连与瘀血相关联，形成了"瘀毒痹阻"为主的病机概念；对于部分年迈体弱、经久不愈的术后刀疤疼痛，尚须注意扶正祛邪，如配伍黄芪托毒扶正之类。至此，实现了"西（医）病中（医）治"的对接。临床实践证明，上述病机推演是经得起临床检验的，疤痛按瘀毒论治有效（参见2009年11月27日《上海中医药报》刊《化瘀解毒治疤痛》）。

（孙玄厷整理）

58. 腹痛治疗藏暗机

中医关于痛证的主要病机为"不通则痛，通则不痛"与"不荣则痛，荣则不痛"。我们团队对痛证理论颇有发挥和独到见解：① 创新性地提出了"郁痛"论，即七情不舒可致疼痛，情志舒畅则疼痛自止[49]。② 术后腹痛及刀疤处疼痛的病机多属瘀毒所致，需以活血化瘀与清热解毒两路药物组方进行治疗。③ 十分推崇山东民间中医郭永来在其所著《杏林集叶》一书中提及的"久痛之处，必有伏阳"论，意即阳热之邪潜伏体内日久造成慢性疼痛，其认为相当于西医的慢性炎症，可以清热解毒中药取效而止痛。实际"久痛之处，必有伏阳"相当于我们团队提出的有关慢性疼痛"瘀毒"复合病机中的"毒"。

案 黄某，女，53岁，2013年2月1日初诊。主诉：右下腹间断性隐痛2年余。曾行下腹部CT、肠镜等检查未有异常发现。由于疼痛隐隐不甚显著且间断性发作，一直未接受过中西治疗。近半个月以来，右下腹持续疼痛，特来求诊。夜寐早醒，醒后再难入睡，时有腰酸痛。既往有剖宫产、子宫脱垂、腰椎间盘突出病史。舌淡红，苔薄腻，脉细弦。

处方：白芍30g，炙甘草12g，延胡索30g，当归15g，杜仲15g，川断12g，怀牛膝15g，酸枣仁15g，夜交藤30g，14剂。

二诊（2013年2月26日）：睡眠转佳，但右下腹疼痛减轻不明显，腹痛于劳累后明显加重，舌偏红，苔薄腻显黄，脉细弦。

处方：白芍50g，炙甘草12g，延胡索30g，徐长卿15g，当归30g，红藤30g，薏苡仁20g，蒲公英50g，生黄芪30g，7剂。

三诊（2013年3月5日）：右下腹痛仍未见减轻，舌脉同上。

处方：白芍50g，炙甘草12g，延胡索30g，徐长卿15g，莪术12g，三棱12g，败酱草30g，红藤30g，薏苡仁30g，金银花30g，7剂。

四诊（2013 年 3 月 12 日）：上药服至四五剂，右下腹痛减半，神疲乏力，腰酸痛，舌脉同上。原方加当归 15 g，杜仲 15 g，川断 15 g，生黄芪 15 g，7 剂。

五诊（2013 年 3 月 19 日）：持续 2 年余的右下腹疼痛终于消失。

2018 年 9 月随访：腹痛自此从未再发生过。

按：本案治疗过程虽不算顺利，但可证实基于瘀毒理论治疗慢性疼痛这一学术见解是经得起临床验证的。

表 8-1　本案前三诊组方原则及用药一览

	止痛（兼活血）	活血化瘀	清热利湿解毒	其　他
初诊	芍药甘草汤、延胡索	当归		杜仲、川断、怀牛膝、酸枣仁、夜交藤
二诊	芍药甘草汤、延胡索、徐长卿	当归	红藤、薏苡仁、蒲公英	生黄芪
三诊	芍药甘草汤、延胡索、徐长卿	三棱、莪术	红藤、薏苡仁、败酱草、金银花	

从表 8-1 可以看出本案治疗腹痛的组方原则及用药变化。初诊考虑到患者腹部只是间断性隐痛，处方只用了缓急止痛药物，稍辅当归活血，但未见效。右下腹部疼痛原因甚多，本案患者曾为此做过 CT、B 超、肠镜等多种检查，未见异常，可以排除肿瘤、结石等。患者为中老年女性，有剖宫产史，右下腹间断性疼痛已持续 2 年有余，妇科慢性炎症、术后脏器组织粘连或慢性阑尾炎之类的可能性不能排除。

二诊时一方面加大了芍药甘草汤、延胡索、当归剂量，再加止痛药物徐长卿；另一方面基于"久痛之处，必有伏阳"的认识，处方中增加了清热利湿解毒的治则及用药，即瘀毒并治，但仍未见效，究竟是什么原因呢？患者腹部疼痛已有 2 年余，所谓"久病必有瘀"；何况舌质偏红，苔薄黄腻，提示体内存在湿热。因此，治疗原则应该没有大的问题，恐是活血化瘀与清热利湿解毒药物尚未用到位，于是三诊用三棱、莪术替当归以加强活血化瘀之力，以金银花替换蒲公英，再加败酱草以增强清热利湿解毒之力，而其他用药基本不变。果不其然，三诊方服至四五剂即见腹痛减半。效不更方，四诊在三诊方基础上略做加味，再予7剂宜将剩勇追穷寇，五诊终于腹痛全消；且时隔5年随访得知，自此以后没有发生过腹痛，彻底解决了问题。

本案提示，即使治疗原则正确，但如果选用药物及剂量不当，依然会影响疗效获取。

（张烨整理）

 ## 59. 消疝汤方有故事

疝气是临床常见病症，民间俗称的"小肠气"，即腹股沟斜疝，也是疝气的一种，中医称之为"狐疝"。在腹壁发生的疝则为腹壁疝，是由于腹腔脏器连同腹膜经腹壁薄弱处向外突出所致。若发生前没有手术因素，则按照发生的解剖位置可分为脐疝、白线疝、半月线疝等。因手术切口愈合不良而发生的，则是切口疝、造口旁疝等。疝气严重者需要手术治疗，而对于可回纳的轻症，西医并无特殊治疗方法，但患者常常苦于其伴有的胀痛不适，中医在缓解症状方面有一定疗效。

案 满某，女，60岁，2011年7月22日初诊。主诉：左下腹壁疝伴反复疼痛10年。患者于10年前因直肠癌行根治手术，左下腹壁人造肛门造口，术后不久造口旁出现腹壁疝，经常有疝囊凸出，伴有疼痛，疝囊可回纳。顷诊诉左下腹疼痛，大便偏少，睡眠不佳，腹壁见有疝囊凸起。舌淡红，苔薄，脉细弦。

处方：生黄芪30g，生白术15g，萆薢12g，小茴香9g，橘核15g，荔枝核15g，泽泻12g，川楝子9g，乌药9g，生山楂12g，五味子9g，柴胡12g，合欢皮15g，夜交藤30g，酸枣仁12g，白芍15g，7剂。

二诊（2011年7月29日）：患者诉服上方5剂后，左下腹疼痛即较前减轻1/3，睡眠明显改善，偶有嗳气，大便较前通畅。原方加当归15g，火麻仁12g，7剂。

三诊（2011年9月9日）：患者诉服药后左下腹疼痛已缓解，疝囊不再凸出，睡眠进一步改善，故未按时复诊。顷诊诉右上腹胀痛，5月25日曾因肝脏多发囊肿于外院行肝囊肿抽吸引流术。舌脉同上。仍以上方去当归、火麻仁、五味子，加香附12g，枳壳12g，延胡索30g，川楝子增至12g，7剂。

　　四诊（2012 年 2 月 24 日）：腹壁疝气时有胀痛，左下腹重坠感，自汗，睡眠差。舌淡红，苔中黄腻，脉细弦。

　　处方：生黄芪 15 g，生白术 15 g，萆薢 12 g，小茴香 9 g，橘核 15 g，荔枝核 15 g，泽泻 12 g，川楝子 12 g，乌药 9 g，生山楂 12 g，五味子 9 g，柴胡 12 g，合欢皮 15 g，夜交藤 30 g，酸枣仁 15 g，7 剂。

　　2013 年 7 月 16 日随访：服药后，疝气胀痛、左下腹重坠感基本消失，睡眠明显好转。

　　按：本案曾行人工肛门造口术，术后造口旁出现疝囊凸起，伴有疼痛，为造口旁疝。西医认为造成疝气的原因主要有二：其一为腹壁肌肉筋膜组织强度下降，可通过手术修补；其二为腹腔内压力增高，应保持大便通畅，避免用力屏气、提重物等。《圣济总录·诸疝统论》云："疝者，痛也。阴气积于内，复为寒气所加，使营卫不调，血气虚弱，故风冷入腹而成疝也……是谓疝也，皆由腑脏虚弱，饮食不节，血气不和，寒温不调之所生也。"因疝的发生部位多在肝经循行路线上，所以疝的病机以肝郁气滞、气虚血弱、阴寒内结为主；治疗多以疏肝理气，益气升提，温经散寒止痛为大法，方用天台乌药散、橘核丸等。

　　我们常以本案之方治疗疝气疼痛（参见 2011 年 7 月 15 日、7 月 22 日、7 月 29 日《上海中医药报》刊《疝气疼痛效验方》），方名为"消疝汤"，出自《实用民间土单验秘方一千首》（中国中医药出版社，1993 年，第 82 页）。消疝汤最早见于 1983 年《中国农村医学》刘超辉《消疝汤治疗小儿疝气》，该"自拟方剂"组成为：生黄芪 10 g，生白术 10 g，萆薢 10 g，小茴香 6 g，橘核 5 g，泽泻 10 g，川楝子 6 g，毛柴胡 6 g，台乌药 6 g，生山楂 12 g，五味子 6 g，石莲子 6 g。谓以此治愈 2 例小儿疝气，未见复发。1992 年《四川中医》同名文章，作者韩万明也以"自拟方"治疗小儿疝气 31 例，总有效率 93%。其方药物组成除易毛柴胡为柴胡外，与刘超辉消疝汤无异。

（张涛整理）

第九章

骨 伤 病

 60. 腰痹顽疾并治痿

案 周某，男，63 岁，2019 年 5 月 16 日初诊。主诉：反复腰部酸痛 10 年，加重 1 个月余。10 年前患者因长期搬运重物而出现腰部酸痛，伴双下肢放射痛、麻木乏力，右下肢外侧感觉减退，行走约半小时下肢乏力加重，难再行走。曾在外院就诊，查腰椎 MRI 示腰椎间盘突出（具体报告未见），当时医生建议手术治疗，患者拒绝。后常在门诊服中药治疗，但腰腿疼痛、下肢麻木乏力等症状时有反复。1 个多月前，患者在家中搬重物，症状加重，门诊查腰椎 MRI 示腰 3-4、腰 4-5、腰 5-骶 1 椎间盘膨出，腰 5-骶 1 椎间盘变性；腰椎退行性改变。为进一步治疗于 3 日前收入本院传统中医病房，予针灸理疗，未见疗效。查房见：腰痛伴右下肢放射痛、麻木、乏力，皮肤感觉减退，行走约 500 m 出现下肢乏力加重，休息后缓解。纳一般，寐欠佳，二便调。舌暗红，苔腻微黄，脉细弦滑。

处方：杜仲 30 g，川牛膝 30 g，续断 30 g，当归 50 g，红花 30 g，苍术 30 g，胆南星 30 g，全蝎粉 3 g，蜈蚣粉 3 g，3 剂。

处方服用 3 日，腰痛症状减轻。出院后续服原方 7 剂，腰痛明显缓解，已能自由行走而无腰痛发作，但仍不能提重物。减苍术量至 15 g，再服 7 剂，腰痛、麻木、乏力完全缓解，日常活动不受限。3 个月后电话回访，腰痛未有复发或反复。

按： 老年人腰腿痛多为腰椎病变造成，包括骨质疏松、腰椎间盘突出、腰椎管狭窄、退变性腰椎不稳、腰椎滑脱和脊柱畸形等，现代中医病名为

"腰痹"。比较严重的腰痹，其症状除腰腿疼痛、肌肤不仁外，尚见下肢乏力，兼具"痿"证特点。石氏伤科名家石印玉提出骨关节病"本痿标痹，痿痹并存"的学术观点，也适用于腰痹的诊治。

腰痹多见于"女子六七""男子六八"之后，肝肾不足是其发病基础，感受风寒湿邪则是诱因。寒湿不化，风气不去，令气血运行不畅而成痹，久则湿凝为痰，血停为瘀，使痰瘀互结，筋骨受损而终成痿。其病先有腰痛，再有足痿，肝肾不足为本，经络痹阻为标，故曰"本痿标痹"。

腰痹治本侧重于补肝肾，强筋骨，本案重用杜仲、牛膝、川断，意图即在于此。治标则须兼顾风、寒、湿、瘀诸邪，拟搜风剔络，温经散寒，活血养血，祛湿通络之法。因湿凝为痰，祛湿常与化痰并举，譬如苍术、胆南星同用。顽固腰痹，除必须痿痹并重外，用药足量也是取效的关键。本案用药分量甚重，当注意观察不良反应，"中病"后应逐步减量。

我们在长期临床实践中，总结出以"五原则"组方治疗痹痛的经验[65]，即：① 温经散寒。② 搜风剔络。③ 活血养血。④ 祛湿通络。⑤ 补益肝肾。风、寒、湿三气杂至，风无形而难捕，必傍湿为患；湿性黏腻滞着经络，关节重着麻木、屈伸不利；寒为阴邪易伤阳气，血脉凝涩不行收引主痛；气血运行受到影响则湿凝为痰、血停为瘀，久病入络；终必导致肝肾不足。临床运用"五原则"治疗关节疼痛类疾病时，可根据具体病情选择。

本案即主要用了补益肝肾、活血养血、搜风剔络、祛湿通络等法。患者起病已久，腰痛反复发作，本次于 1 个月前搬重物而引起，腰痛症状较以往为重。本方对患者的症状改善是明显的，从药后 3 个月来不发作的事实来看，疗效似乎不限于暂时的止痛。

腰椎间盘突出症患者常因恐惧手术而求治于中医。近年国外多中心随机对照研究表明，手术治疗椎间盘突出症的远期疗效并不优于常规非手术治疗。西医保守治疗用药有非甾体类抗炎镇痛药、利水消肿药、营养神经药物等，中药祛风散寒药与益气活血药的作用机制可能涉及改善椎间盘营养供应、抑制椎间盘组织胞外基质降解、减轻炎症水肿、缓解疼痛等多个途径，而补肾中药则可能调节骨量、防治骨质疏松。中药治疗腰突症的作用机制是多靶点的。

（孙玄尕、傅慧婷整理）

61. 重用牛膝疗痿证

案 金某，女，61岁，2014年7月8日初诊。下肢骨及肌肉酸楚疼痛，尤感无力，睡眠不佳。患者下肢（从大腿至足部）酸楚、膝软30余年，四季阴晴均无差别。舌淡红，边有齿痕，苔薄，脉细弦。处方以四妙丸加味连续二诊服用28剂后，下肢肌肉酸楚几止，但仍觉下肢无力，时有腰酸，睡眠改善。

三诊（2014年8月26日）：下肢酸痛有所缓解，两下肢仍软而无力，舌脉同上。

处方：薏苡仁30g，杜仲30g，怀牛膝60g，木瓜9g，7剂。

四诊（2014年9月2日）：显著感觉下肢有力，唯大便稀薄。原方加山药30g，7剂。

五诊（2014年9月9日）：下肢有力，大腿稍有酸楚感，大便基本成形。

处方：怀牛膝90g，山药30g，7剂。嘱患者服完后停药1周。

六诊（2014年9月26日）：患者诉服三诊方后下肢骨不痛，肌肉仍有酸痛；服四诊方后下肢骨不痛，肌肉也无酸痛，偶觉膝软，多食则胃部不适，纳呆，舌脉同上。

处方：山药30g，怀牛膝60g，薏苡仁30g，黄柏12g，苍术9g，焦三仙各15g，10剂。

七诊（2014年10月7日）：下肢肌肉无明显酸痛，膝软减轻两三成，舌脉同上。

处方：杜仲15g，怀牛膝30g，木瓜15g，薏苡仁15g，川断12g，生黄芪30g，7剂。

八诊（2014年10月14日）：膝软无力不再，下肢骨及肌肉酸痛未再发。唯睡眠又欠佳，转治不寐。

按 四妙丸出自《成方便读》，由朱丹溪二妙丸加牛膝、薏苡仁而成，具有清热利湿，强筋壮骨之功。本案服用后虽然下肢肌肉酸痛减轻，但对于已有30年之久的下肢萎软无力，疗效不显。三诊开始以自拟方进行治疗，药虽寥寥数味，但怀牛膝重用至60～90g，自此长达30年之久的膝软无力始有明显改善，下肢骨及肌肉疼痛、下肢酸楚亦均有明显改善。

本案有几点提示：一是关于牛膝用量。对于下肢酸痛膝软无力之类，牛膝虽为要药，但在前二诊中其用量未超过 30 g，影响疗效获得；三诊开始重用至 60 g 以上，始见疗效，似明显存在"量效关系"。二是关于牛膝种类。我们认为若以下肢疼痛，痰瘀阻滞不畅为主者，当选川牛膝，重在活血化饮，舒筋畅络；若以下肢萎软无力者，当选怀牛膝，重在补益肝肾而强筋骨。三是关于牛膝副作用。本案重用川牛膝后，似有引起泄泻副作用之虞，故一方面配伍山药健脾止泻以减少其副作用，另一方面中病即止，七诊后开始减量使用。四是关于精准辨证。由于辨证精准，故处方仅寥寥数味；或合杜仲、川断加强补肝肾、强筋骨之用，或合四妙丸其他药物及木瓜加强祛湿舒筋作用，或合黄芪益气以取阳明治痿，处方十分精简。

（张涛整理）

62. 四神煎里有五味

案 1 陆某，女，63 岁，2019 年 1 月 28 日初诊。主诉：双膝关节肿胀 1 个月，左膝关节疼痛 2 周。刻下双膝关节肿大变形，屈伸不利，触诊左膝关节肤温明显增高。舌淡红，苔黄腻，脉细弦。2018 年 12 月双膝关节 X 线检查示左膝关节退行性改变，左膝关节积液。西医诊断为左膝关节退变，中医诊断为膝痹。

四神煎加减：黄芪 240 g，远志 90 g，川牛膝 90 g，川石斛 120 g，金银花 30 g，共 3 剂，用水 10 碗煎成 2 碗，再入金银花煎成 1 碗，一气服之，隔日服用 1 剂。

二诊（2019 年 2 月 18 日）：左膝关节肿痛减轻。上方再予 3 剂。

三诊（2019 年 3 月 18 日）：双膝关节肿痛明显改善，患者原患肩关节疼痛亦随之减轻。

案 2 尹某，女，65 岁，2020 年 7 月 6 日初诊。患者 3 年前出现双膝关节肿胀疼痛，行走不便。2018 年 5，左膝关节 MRI 示：① 左膝关节退变，髌骨软骨软化症，周围组织略肿胀，腘窝囊肿。② 左膝外侧半月板前、后角 I 度损伤。③ 左膝关节囊、髌上囊及周围部分滑囊内积液。2020 年 5 月腰椎 MRI 示：① 腰 4-5、腰 5-骶 1 椎间盘突出伴变性。② 腰椎退行性改变。③ 腰 1 椎体 2 枚血管瘤可能。刻下患者双膝关节肿胀疼痛伴腰背及足踝疼痛，夜间睡眠差，神疲乏力，舌淡红，苔薄白，脉细弦。西医诊断为膝关节退行性改变，中医诊断为膝痹。治以益气养阴，清热除湿祛痰，强筋护膝。

四神煎加减：生黄芪120 g，川石斛120 g，川牛膝90 g，金银花30 g，远志90 g，3剂。嘱患者先将生黄芪、远志、怀牛膝、川牛膝、川石斛加水约2 500 mL煎煮，待煎煮至500 mL时加入金银花，再煎至250 mL，并嘱其临睡前顿服后覆被而睡。隔日服用1剂。

二诊（2020年7月13日）：患者欣喜地来门诊告知，仅仅服药1剂后，困扰其3年的膝关节疼痛感竟倏然而解，起立行走无碍，一如常人，腰、踝疼痛亦大为减轻。

按： 四神煎出自清代鲍相璈《验方新编·腿部门》，原书载该方用生黄芪半斤，远志肉、牛膝各三两，石斛四两，金银花一两，功效为益气养阴，清热解毒，活血祛痰，利水消肿，通利关节，主治鹤膝风。此方重用味甘性温之黄芪补气，一则以图气行血行，血行风灭，二则以图利水消肿，蠲痹除滞，扶正祛邪。石斛味甘性微寒，归胃、肾经，具养阴生津清热之功。我们经过临床实践认为，石斛亦实为除痹之良药，尤宜于久痹虚羸者。牛膝益阴壮阳，强健筋骨，祛瘀，善治膝关节屈伸不利。远志补益心肾，祛痰消痈肿。世人只知远志宁心安神，祛痰开窍，其实远志尚有消散痈肿的作用，可治一切痈疽，不论寒热虚实。金银花清热解毒，且制黄芪温热之性。全方药虽仅五味，但组方严谨，扶正祛邪并重，补而不滞，清而不寒，药简量大，功专效宏。

四神煎组方精当，由大剂量黄芪、远志、川牛膝、川石斛及金银花组成。古今医家黄芪用量多在240～400 g，但我们在临床使用中发现黄芪用量120 g也可取得显著效果。此方需要运用特殊煎煮方法。故建议将生黄芪、远志、川牛膝、川石斛加水至2 000 mL煎煮，待煎煮至400 mL时加入金银花，继续煎至200 mL，临睡前1次顿服。次日将药渣按照一般中药煎煮方法取汁400 mL，早、晚分2次温服。如此则1剂药可服用2日。需要强调，服药后调摄十分重要。四神煎当在临睡前顿服，服药后即卧床暖被取汗。这也是中医内治八法中"汗法"的体现，通过发汗来疏散体内痰湿水邪。如患者有药后汗出的反应，可看作是将取效之兆。无汗者疗效似欠佳。尽管《验方新编》谓服药后"觉两腿如火之热，即盖暖睡，汗出如雨"，但我们认为不宜取大汗。

四神煎可以比较广泛地运用于骨伤科及风湿科常见的膝关节疼痛，对于膝关节炎、滑膜炎、类风湿关节炎等各类关节病均可见效，并非仅限于鹤膝风一症。临床运用四神煎疗效的确非同凡响，屡用屡效。石氏伤科传人石印玉在多年前看到我们团队有关四神煎治疗膝肿痛文刊出后，即推荐上海中医药大学附属曙光医院骨伤科同道运用此方，迄今已累积近百案例，反馈该方确实疗效嘉良。

这一案例告诉我们，历代中医良方远非只有经方，不能忽略全面探寻博大精深的中医药宝藏。良方不可私藏，需与同道分享以救人疾苦。孙思邈《大医精诚》凡751字，虽并未明说挟私方自重者难为大医，但其所撰《千金要方》和《千金翼方》合方论5 300首，"人命至重，有贵千金，一方济之，德逾于此"（《自序》），可见私方秘藏不宣，居奇窃喜自重或以图财物，均非"大医精诚"者也。

（李威整理）

第十章

妇 科 病

63. 布阵排兵愈痛经

案 徐某，女，37岁，2014年10月7日初诊。主诉：痛经5年余。月经来潮时少腹疼痛，遇冷则加剧，痛剧时伴恶心呕吐，无冷汗，月经周期正常。曾服用中药治疗痛经，但效果欠佳。又曾自行服用少量藏红花（代茶饮）2周，痛经减轻不明显。近1周来，大便干结，2～3日一行，常引起痔疮出血而见便血。舌淡红，边有齿痕，舌下静脉迂曲，苔薄白，脉细弦。

痛经常见病机有肝肾亏虚、气血不足、气滞血瘀、寒凝胞宫、湿热蕴结。本案痛经遇冷加剧，舌下静脉迂曲显露，辨证当属寒凝血瘀，法当温经散寒，活血祛瘀止痛；患者又有痔疮便血，辨证多为湿热迫血妄行，法当凉血止血，两者治则相左，如之奈何？

处方：当归15g，川芎12g，红花12g，生蒲黄15g（包煎），延胡索15g，炮姜12g，官桂9g，小茴香6g，生地黄15g，艾叶10g，藕节30g，侧柏叶15g，莲蓬炭12g，火麻仁30g，7剂。

处方中以少腹逐瘀汤或桃红四物汤为基础，一方面，以炮姜、官桂、小茴香温经散寒，祛瘀止痛；另一方面，以四生丸加减凉血止血。全方温血凉血并用、活血止血并用、养血行血并用，使得养血不滞血、祛瘀不动血、止血不留瘀。伍以火麻仁润肠通便，便质变软将减少痔血诱因。其构方用药配伍之巧妙，令人叹服。

二诊（2014年10月17日）：服药后大便日行一次，未再出现便血。预计10月24日月经来潮，防治痛经恰当其时。舌脉同上。上方去艾叶、莲蓬炭、藕节、侧柏叶，加桃仁12g，川牛膝12g，五灵脂15g，延胡索增至

30 g，7 剂；另予肉桂粉 10 g，嘱其痛经临发作时吞服 2 g。

服药后大便恢复正常，痔疮不再出血。值月经来潮前 1 周，去止血之品，加重祛瘀止痛药物及其分量，使处方侧重少腹逐瘀汤合失笑散，功专温经散寒，行气活血，祛瘀止痛。肉桂散沉寒，通血脉，可治脘腹冷痛、虚寒痛经等痛证；我们认为肉桂不欲见火，研粉吞服较之煎煮，止痛效果更著。

当年 12 月 16 日，患者因乳腺小叶增生乳房疼痛再次来求诊，诉自服用二诊方药后，当月月经准时来潮，痛经未作，且次月及其之后亦未有痛经发生。

按： 本案精妙之处：一是首诊处方属于复杂干预，融药性不同甚至相反相左的药物于一炉，诚如《素问·六元正纪大论》所谓"有故无殒，亦无殒"，犹如兵分多路包抄歼敌。二是治疗痛经的疗效看似二诊方在起作用，然而首诊处方用药已然有了布局准备，犹如提前布兵埋伏。医生处方用药，当如高明的军事家遣兵布阵，料敌如神，术数了然于胸中。

（张涛整理）

64. 参芪芍甘收阴挺

我们团队擅治各科疑难杂症，包括妇科子宫脱垂（阴挺）。治疗阴挺早期喜用升陷汤，后期喜合用（参芪）芍药甘草汤。

案 1　王某，女，59 岁，2006 年 3 月 31 日初诊。子宫脱垂于外阴外已有 4 年，近 2 年加重，每日脱出，未曾内收过，形状为鸡蛋大，凡咳嗽或乏力时则突出尤甚，伴有痔疮，便秘，纳寐可。舌质淡，边有齿痕，苔薄，脉细。阴挺属于气虚下陷，治以补气升提。

处方：人参 6 g，党参 60 g，黄芪 60 g，柴胡 15 g，升麻 15 g，桔梗 20 g，知母 15 g，3 剂。

二诊（2006 年 4 月 14 日）：服药至第 2 剂即子宫内收，外无突出。患者喜出望外，诉为数年未曾有之象。再予 7 剂以资巩固[66]。

案 2　史某，女，70 岁，2010 年 10 月 22 日初诊。中度子宫脱垂 1 年多，白昼几乎都突出，夜晚卧床睡眠时稍可缩进。宫颈糜烂，白带黏多，患慢性尿路感染 5 年以上，一般每 2～3 个月即发作一次，稍过劳累即易诱发。顷诊尿频，尿道口胀痛，时常头晕。舌偏红，苔黄腻，脉细弦。在他院已服中药1年而无效，故前来求诊。今日尿常规检查示白细胞100（3～5/HP），红细胞10（0～2/HP）；尿沉渣定量示白细胞31个/μL。证属中气下陷，兼有下焦湿热；治宜补中益气，清利下焦湿热。

升陷汤合四妙丸加减：党参60g，黄芪60g，柴胡15g，升麻15g，桔梗20g，知母12g，黄柏12g，苍术12g，薏苡仁15g，海螵蛸10g，地榆12g，虎杖15g，马齿苋30g，蒲公英30g，14剂。

二诊（2010年11月9日）：子宫脱垂情况开始有改善，白昼子宫可收进，劳作时仍有突出，但平卧又可收进，白带减少，药后精神好转，自觉全身轻松，身不重。复查尿常规白细胞25（0～2/HP），红细胞10（0～1/HP），尿沉渣定量示正常。再予原方7剂，嘱其自购红参，每日用10g另煎兑入煎药服用。红参渣与下剂中药同煎。之后尿常规检查白细胞（－）（3～4/HP），红细胞（－）（1～2/HP），尿沉渣定量正常；一般行走、站立亦无阴挺发生（参见2010年12月23日、30日与2012年1月6日《上海中医药报》刊《子宫脱垂升陷汤》）。

案3 黄某，女，53岁，2015年5月19日初诊。患者有子宫脱垂病史数年，由于不甚影响日常工作生活，一直未予诊治。2周前因尿路感染至门诊就诊，经治尿频、尿急等症基本消失，尿常规检查复常。然子宫脱垂自觉加重，稍劳累即发作，伴乏力腰酸，舌淡红，苔薄黄，脉细弦。

处方：生黄芪50g，红参10g（自备），升麻20g，桔梗12g，知母15g，柴胡12g，马齿苋30g，白花蛇舌草30g，7剂。

二诊（2015年6月2日）：药后子宫脱垂程度减轻，但劳累时仍有发作，乏力，排尿时尿道有胀感，舌淡红，苔薄白，脉细弦。

处方：生黄芪50g，红参10g（自备），升麻15g，桔梗15g，知母12g，柴胡12g，党参30g，白芍30g，炙甘草12g，黄柏12g，瞿麦12g，泽泻15g，蒲公英15g，7剂。

三诊（2015年6月9日）：子宫脱垂程度进一步减轻，劳累时仍有反复，舌淡红，苔薄白，脉细弦。上方去泽泻、瞿麦、蒲公英，白芍增至45g，7剂。

四诊（2015年6月16日）：上药服用后子宫脱垂症状明显减轻。

处方：白芍60g，炙甘草12g，7剂。

五诊（2015年6月23日）：症状平稳，但患者诉疗效不如三诊佳，偶尔仍有子宫脱垂。

处方：生黄芪 30 g，党参 30 g，白芍 45 g，炙甘草 12 g，柴胡 12 g，升麻 12 g，桔梗 12 g，知母 12 g，黄柏 12 g，14 剂。

1 个月后电话随访：患者服药之后，子宫脱垂未再有过发作。

按：子宫颈外口达坐骨棘水平以下，甚至脱出阴道口外，称为子宫脱垂。中医病机一般认为属于脾虚中气不足并下陷，无力系胞，致子宫下脱。我们认为，气陷是气虚的特殊类型，气虚未必气陷，气陷必有气虚，故治疗气虚下陷证重在补气举陷，代表方有补中益气汤和升陷汤。升陷汤（生黄芪、知母、柴胡、桔梗、升麻）出自《医学衷中参西录》，功用益气升陷，主治大气下陷证："治胸中大气下陷，气短不足以息，或努力呼吸，有似乎喘；或气息将停，危在顷刻……其脉象沉迟微弱，或叁伍不调。"升陷汤中黄芪用量较大，且张锡纯在其方下注云："气分虚极下陷者，酌加人参数钱。"我们重用黄芪、党参，甚至加用人参或红参；升麻配柴胡，引补气药上升；更以桔梗载诸药上行，提升举陷之力。因此，补中益气汤以健脾益中见长，升陷汤以益气升陷见长。

我们在芍药甘草汤的基础上加黄芪、党参，名曰参芪芍药甘草汤，广泛用于治疗诸多与平滑肌和（或）横纹肌张力异常有关的病证，包括痛证、流涎、肠鸣、呃逆、反胃、嗳气、便秘、阴吹、阴挺、胞轮振跳、遗尿等，涉及西医学功能性胃肠病、胃黏膜脱垂、食管裂孔疝、胃食管返流、贲门失迟缓症、肠道功能紊乱、膈肌痉挛、帕金森病流涎、眼肌痉挛、腓肠肌痉挛、子宫脱垂、尿失禁等多种疾病[8-14]。

从西医发病机制来看，阴挺与雌激素分泌减少导致女性盆底支持系统松弛有关，而芍药甘草汤对全身不同部位的平滑肌、横纹肌的痉挛、松弛抑或蠕动节律紊乱具有双向调节作用。从最后一例病案可以清楚地看到，二诊在升陷汤基础上加了芍药甘草汤后，子宫脱垂程度便有明显减轻；三诊时进一步加重芍药用量后，疗效更显著。但是，四诊不用升陷汤而单用芍药甘草汤时，疗效立减。说明只有用全参芪芍药甘草汤，才对阴挺更有效。升陷汤补气升提，对子宫脱垂患者确有疗效，加用芍药甘草汤可起到增效作用，反之亦然。

自创参芪芍药甘草汤是古方今用、经方新用，拓展了经方的临床适应证，为辨证论治结合辨病论治提供了新的临证思路。一如在 2019 年 10 月

19 日在上海市中医临床经典分会（肾病）学术会议上演讲时解释，凡芍药甘草汤加黄芪、党参、生晒参、红参、太子参、黄精等补气药物一至数味，或与四君子汤（六君子汤、香砂六君子汤）、参苓白术散、升陷汤、补中益气汤等健脾益气方合用，皆有参芪芍药甘草汤组方之意。

（张烨整理）

65. 生化非止产后方

案 高某，女，41 岁，2020 年 6 月 1 日初诊。主诉：近半年月经仅在 1 月 15 日和 5 月 15 日来潮过两次。查激素水平、妇科 B 超等均未见异常。伴有梦多、腰酸、脱发，平素脘腹受凉即易腹泻。舌淡红，苔薄，脉细弦。

处方：淫羊藿 12 g，仙茅 12 g，菟丝子 12 g，当归 30 g，女贞子 12 g，旱莲草 12 g，生、熟地黄各 12 g，赤、白芍各 12 g，川芎 12 g，川椒 9 g，干姜 9 g，青皮 9 g，延胡索 12 g，桃仁 12 g，红花 12 g，茯苓 15 g，14 剂。

二诊（2020 年 7 月 2 日）：服上方 14 剂后，患者于外院再续方 14 剂，计服药 4 周。月经仍未至，但脱发有减少。顷诊补诉以前经期每伴有少腹冷痛、小腿冷。舌脉同前。

处方：川芎 12 g，当归 30 g，炮姜 15 g，桃仁 12 g，甘草 9 g，生、熟地黄各 12 g，赤芍 12 g，益母草 30 g，附子 6 g，肉桂 9 g，细辛 6 g，吴茱萸 10 g，红藤 30 g，败酱草 20 g，薏苡仁 30 g，14 剂。

三诊（2020 年 8 月 20 日）：上方服至 7 月 13 日月经复来，量、色均如常，且经期无腹冷痛及小腿冷。因出差中断服药。至 8 月 11 日月经再次如期来潮，但经期少腹冷痛、小腿冷复作。舌脉同上。

处方：川芎 12 g，当归 30 g，炮姜 15 g，桃仁 12 g，甘草 9 g，附子 6 g，肉桂 9 g，艾叶 10 g，吴茱萸 12 g，14 剂。

2020 年 9 月 4 日月经又至，量色正常，经期无少腹冷痛、小腿冷。因患者出差频繁，为携带服用方便，不得已改予少腹逐瘀颗粒善后。

按：《素问·上古天真论》云"五七阳明脉衰，面始焦，发始堕""六七三阳脉衰于上，面皆焦，发始白"，女性生理功能开始减退。在现今社会，这个年龄阶段也是职业女性事业上升或鼎盛阶段，何况家中上有老下有小。本案患者就是出差频繁的"空中飞人"。追溯其月经始乱缘由，诉说是冬季去寒冷的欧洲出差之后，天气寒冷又兼舟车劳顿，吃的都是海鲜沙拉生冷之品，回国后月经就彻底乱套了。《傅青主女科》言"经水出诸肾"，《女科经纶》引程若水言"妇人经水与乳，俱由脾胃所生"。上海市名中医、妇科专家齐聪也提出"十女九虚脾肾亏"。本案年值六七，月经失调前后伴见脾肾阳虚之象；发为血之余，肾其华在发，脱发和月经失调并见与肾阴亏损亦不无关系。

初诊处方取二仙汤及《经验良方全集》血枯经闭立效神方合治疗脱发验方组成[67]，以上三方构成散寒温补肾阳，滋补肾阴以阴中求阳、补血活血的方阵。服用后，肾虚的病理机制当有某种程度修复。何以知之？从服药后患者脱发有所减少可以看出端倪。

二诊根据患者补诉经前小腹冷痛、小腿冷为线索，考虑需要加强温阳散寒，遂去二仙汤及血枯经闭立效神方，改予生化汤为主，再加桂、辛、萸及薏苡附子败酱散。所用生化汤出于《傅青主女科》，功效化瘀生新，温经止痛，本是用于产后瘀血腹痛、恶露不行、小腹冷痛的方剂，清代妇科吴悔庵评价此方"行中有补，化中有生……因名之为生化也"。有人整理出记载生化汤的古籍 120 部，可治疗 40 种疾病，其中产后病占 38 种，最多为产后调理、产后血晕、产后厥证、产后血块、产后腹痛、产后发热、胞衣不下、产后泄泻等。清代阎纯玺在《胎产心法》中论腹痛时曰："若风冷乘虚入腹，或内伤寒凉之物作痛，得人按摩略止，或热物熨之略止，宜加味生化汤。"可见生化汤也可用于妇人平素疾患，并非一定是产后诸种不适。

本案经行前后每伴少腹冷痛，这是最富生化汤特征性的适应证之一。闭经又起于受寒饮食生冷，虑及单凭生化汤恐温阳之力仍有所不逮，故加附、桂、辛、萸进一步散寒温阳；《金匮要略》薏苡附子败酱散原治肠痈，临床报道治疗妇科寒湿腹痛疗效颇佳，湿为寒因，温阳散寒兼顾化湿，可事半功倍。另外，"生化"也者，"化"毋忘"生"，故以生熟地、赤芍、益母草养血滋阴益肾，俾使生化有源。倘若"化"不顾"生"或但"生"不"化"，皆非傅青主生化汤之原旨。在如此严密用药配伍下，患者经水终于来潮，恢复如常。

二诊用药较多，安知主要是生化汤在起作用呢？这里要简单介绍一下我们团队倡导的有关中医个案疗效评价方法，如"简单的 A-B 时序设计"和"经典的 A-B-A 反转设计"方法与思路（参见 2010 年 1 月 22 日《上海中医药报》刊《阳明头痛清空膏》文）。患者服用含生化汤的二诊方后，月经来潮且无小腹冷痛、无小腿冷；后因出差中断治疗后，次月虽然月经来潮，但所伴随的小腹冷痛、小腿冷症状又复作。三诊仅保留生化汤加附、桂、艾、萸散寒温阳治疗后，次月月经再来潮且小腹冷痛、小腿冷又消失。如视闭经和（或）月经前后小腹冷痛、小腿冷为治疗前基线"A"，生化汤加味治疗后的疗效为"B"，则以上诊疗过程显示为"A（月经未至）-B（二诊生化汤加味治疗后，三诊时得知月经至而无少腹冷痛、小腿冷）-A（7月16日停药后，至8月11日月经虽至，但又有少腹冷痛、小腿冷）-B（三诊时再予生化汤为主治疗后，随访得知9月4日月经又至且经期无少腹冷痛、小腿冷）"，以上诊疗过程中的病情变化与用药进退提示生化汤发挥了重要的作用。

　　既然本案主要归功于生化汤加味，首诊岂非白治？未必。中医讲究分步骤调整，何况5月份月经刚来过，首诊用药通过调整肾阴、肾阳及任、督二脉，或为其后以生化汤为主的疗效做出了铺垫性的贡献。

（朱蕾蕾整理）

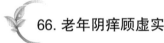

66. 老年阴痒顾虚实

　　西医常将阴痒诊断为外阴及阴道炎症。不同年龄阶段发生的阴道炎有所不同，一般而言，婴幼儿时期多见婴幼儿阴道炎；育龄期妇女常见滴虫性阴道炎、细菌性阴道病和外阴阴道假丝酵母菌病；绝经后或卵巢去势后易发生萎缩性阴道炎，也就是我们常说的老年性阴道炎。萎缩性阴道炎常因卵巢功能衰退、雌激素水平下降，阴道壁萎缩、黏膜变薄、上皮内糖原含量减少、阴道内pH值增高、局部抵抗力下降，致使细菌入侵繁殖而引起炎症，其治疗常需增强阴道抵抗力和抑制细菌生长；病情严重者需局部或者全身用雌激素对因治疗，同时局部用乳杆菌调节阴道微生态以使菌群平衡，加用抗生素抑制细菌生长。

　　案　曹某，女，57岁，2020年8月19日初诊。腰冷数年，伴膝冷，右侧腹胀，汗多，口苦口臭，大便不成形，每2～3日大便一次，神疲乏力。既往有脂肪肝病史。2008年因子宫肌瘤行全子宫及双附件切除。舌淡红，苔薄，脉细弦。舌脉合诊，寒湿下侵之肾着病，宜暖土胜湿，按《金匮要略》肾着汤（又名甘草干姜茯苓白术汤）合逍遥散加减。

处方：干姜30 g，茯苓30 g，生白术30 g，甘草12 g，柴胡12 g，当归12 g，白芍15 g，薄荷6 g（后下），虎杖15 g，浮小麦30 g，14剂。

二诊（2020年8月31日）：药后腰冷减半，腹不胀，口苦减，大便正常，出汗减少。舌暗红，苔薄黄，脉细弦。上方加附子12 g，桂枝12 g，14剂。

三诊（2020年9月14日）：腰膝冷已除，腹不胀，口苦口臭几除，汗出明显减少（以上诊疗过程参见"45.肾着病中藏密码"文，为同一患者）。近半月开始出现阴道分泌物多至湿裤程度，但无黄带及异味，伴有下阴瘙痒、尿痛，尿痛多发生在上午，下午及晚上较少。舌淡红，苔薄，脉细弦。改以二仙汤补肾兼清热解毒，杀虫止痒。

处方：仙茅15 g，淫羊藿15 g，白花蛇舌草30 g，蒲公英30 g，蛇床子15 g，淡豆豉g30，炙乳香、没药各6 g，14剂。

四诊（2020年9月28日）：阴道分泌物减少至正常，尿痛亦止，仍有些许腰酸冷，泛酸，舌红，苔黄腻，脉细弦。

上方合四妙丸加减：仙茅15 g，淫羊藿15 g，杜仲30 g，菟丝子15 g，黄柏15 g，苍术15 g，薏苡仁30 g，蒲公英15 g，白花蛇舌草30 g，龙胆草12 g，黄芩12 g，煅瓦楞40 g，14剂。

五诊（2020年10月12日）：尿痛止，无白带，腰酸不冷，时有口苦，鼻痛，大便难、质硬，舌边尖红，苔中黄腻，脉细弦。舌脉合参，属肝胆实火上炎，肝经湿热下注所致，治以清泄肝胆实火，清利肝经湿热为主。

按《医方集解》龙胆泻肝汤合《普济方》四妙丸化裁：龙胆草12 g，山栀子12 g，黄芩12 g，泽泻12 g，车前子15 g（包煎），柴胡12 g，生地黄12 g，当归12 g，黄柏12 g，苍术12 g，薏苡仁15 g，制大黄12 g，14剂。

按：本案初以"腰冷数年"为主诉前来就医，伴膝冷、右侧腹胀，虽有口苦口臭，但因舌不红、苔无黄腻，且彼时患者尚未诉说有阴痒带多，故以肾着汤祛除寒湿以针对腰膝冷，以逍遥散疏肝解郁利胆以针对口苦。结果药后腰冷减半而口苦除。初见成效宜乘胜追击，二诊再加附、桂，一则助干姜增加温阳散除寒湿之力，二则合芍药调和营卫以加强温阳固表止汗。三诊时诸症均除，效如桴鼓；不意又添诉带下量多及阴痒、尿痛新情况，结合患者年龄已届57岁肾气渐衰，判断其原患有老年性阴道炎，主要不适解除之后，原有疾病表现表面化起来，也不能完全排除前诊用温热药后使得寒从热化，转为下焦湿热。对此，治则用药当图变化。

老年性阴道炎阴痒、带下增多，以湿热下注与阴虚血燥两种证型居多。我们团队观点的独特之处在于，我们认为老年性阴道炎多为湿热下注与天癸将竭，阴虚血燥两种病机同时并存，虚实夹杂：因天癸将竭，阴虚血燥，故而易感湿热；因下焦湿热蕴久不去，故而易致阴虚血燥。这与西医学有关萎缩性阴道炎卵巢功能衰退、雌激素水平下降致使细菌易于入侵引起炎症的机制是相吻合的。本案带多湿裤，与"阴虚血燥"之"干"像相反，如何解释？阴虚血燥是病机之本，既可以表现为阴道黏膜干燥；但当其引起阴道炎症渗出时，则表现为带下量多，犹如一件事物有不同的两面，其实并无矛盾。从西医角度来说，患者绝经后，激素水平下降，出现阴道干涩、性交痛，即表现为阴虚血燥之"干"，当有炎症时引起阴道分泌物增多，即表现下焦湿热之象。如此看来，无论从西医还是从中医角度，均能解释上述两种不同证候病机之间的内在联系。

从三诊起转而治疗阴道炎，基于以上证候病机的认识，治法扶正祛邪并举。一方面用二仙汤（巴戟天缺货）为主加益肾之品，另一方面清热解毒，杀虫止痒；四诊加用二妙加薏苡仁进一步加强清利湿热，五诊时病势已挫，结合苔、舌已发生变化，改以龙胆泻肝汤加二妙、薏苡仁清理残余湿热而收功。

二仙汤组方配伍特点是壮阳药与滋阴药同用，可治更年期综合征、高血压、闭经而见肾阴、肾阳不足等多种病症。仙茅中的酚苷类成分具有植物雌激素、调节免疫、抗氧化作用；淫羊藿类黄酮和淫羊藿苷能刺激雌激素受体表达，两者相伍有提升雌激素作用。蛇床子有温肾壮阳、散寒燥湿、杀虫止痒三重功效，与蒲公英、白花蛇舌草同用加强清热解毒作用。《本草备要》谓蒲公英"亦为通淋妙品"。患者除阴痒带下外还伴有尿痛，我们喜用制乳香、没药和淡豆豉治疗尿痛或痛淋，《古单方》记载淡豆豉"治小便秘涩，脐下疼痛"。

临证当善于从复杂症状中抓住主症，根据病情变化，灵活、及时改变治则方药，治老年性阴道炎衷中参西、标本虚实兼顾，无忌将补肾之品与解毒清热利湿之品熔于一炉。

（何培芝整理）

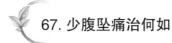

67. 少腹坠痛治何如

案 沈某，女，37岁，2019年12月12日初诊。主诉：少腹下坠感1
年余。常伴少腹阵发性隐痛，隐痛可持续数小时；腰酸痛，月经量少色暗，
白带量多如豆腐渣状，无阴挺，阴超检查未有妇科异常发现。平素畏寒而神
疲乏力，常有一过性眩晕发作，夜寐欠安梦多，便秘二三日一行。形体偏
瘦，既往有胃下垂病史。舌红，苔薄黄且干，脉细弦。

处方：党参12g，生白术30g，山药30g，茯苓30g，车前草30g，泽
泻30g，荆芥12g，薏苡仁30g，败酱草30g，红藤30g，附子12g，炮姜
12g，肉苁蓉30g，火麻仁30g，郁李仁15g，酸枣仁15g，7剂。

二诊（2019年12月19日）：少腹仍有下坠感，但少腹隐痛阵发的频
度、程度及持续时间均较前减轻，豆腐渣白带已见减少，大便每日一行，但
排便仍有不尽之感，睡眠改善，畏寒亦不如之前明显。舌脉无变化。上方去
附子、炮姜、肉苁蓉、火麻仁、郁李仁，加白芍45g，甘草12g，制大黄
12g，7剂。

三诊（2019年12月26日）：少腹下坠感消失，腹痛亦未再作，大便每
日一行通畅，白带进一步减少至接近正常状态，睡眠进一步改善，畏寒进
一步减轻。予生、熟地黄各12g，川芎12g，当归12g，白芍30g，甘草
12g，肉苁蓉30g，火麻仁30g，枳实12g，莱菔子15g，木香12g，制大
黄6g，7剂。

按：本案治疗效果十分显著，仅仅服药2周左右，持续年余的诸般顽症
多已消失，三诊时已几无不适存在。首诊处方主要有傅青主完带汤与张仲景
薏苡附子败酱散。完带汤补脾化湿止带，薏苡附子败酱散温阳祛湿化瘀，以
此确立了健脾祛湿化瘀，温阳散寒止痛为主的治则大法，兼顾润肠安神。处
方配伍用药及其变化有以下妙处：一是重在化湿。党参、白术、山药、车前
子（草）、荆芥及白芍（二诊）原为完带汤中药物，再加茯苓、泽泻合薏苡
仁，且化湿药所用剂量偏大，或许是白带减少的主要原因。二是多路止痛。
附子加炮姜、肉苁蓉，意在温阳散寒止痛；红藤助败酱草祛瘀活血止痛，二
诊时更是启用了大剂量芍药甘草汤，缓急止痛效果倍增。三是一药多用。例
如，之所以用大剂量生白术而不用炒白术，除了化湿还有通便作用；之所以
用大剂量芍药甘草汤，除了止痛还有通腑作用；之所以用肉苁蓉，除了温补

肾阳外还有润肠作用；之所以用制大黄，除了通便外还兼有祛瘀作用。四是兼顾湿热。之所以用红藤，除了协助败酱草祛瘀止痛外，两者同时还有清热解毒作用，本患者少腹下坠并伴阵发隐痛，虽阴超检查未有异常发现，然久痛安知无湿热瘀毒存在？不可谓用了薏苡附子败酱散再加炮姜便只是针对寒湿而已，红藤配伍了败酱草，无论寒湿、湿热，皆可顾及。五是兼顾次症。火麻仁、郁李仁润肠通便，酸枣仁安神助眠。六是变化灵活。患者畏寒情况有所改善后即去姜、附，大便欠畅起用大黄以替润肠药；三诊时因诸症均减，即以四物汤为主养血调经，兼顾通便，进退自如。

（张涛整理）

附录
蒋健名中医工作室介绍

〜〜〜

一、扬大内科精神，集各科人才，传岐黄之术——三位一体名中医工作室构成

1. 蒋健名中医简介　蒋健（1956年4月—2023年3月），字奕安，号石羽全人，1956年出生于苏州。医学博士，上海中医药大学附属曙光医院主任医师，二级教授，博士生导师。享受国务院政府特殊津贴。首届中医药传承与创新"百千万"人才工程（岐黄工程）岐黄学者，全国名老中医药专家传承工作室名老中医药专家，第六批、第七批全国老中医药专家学术经验继承工作指导老师，上海市名中医，上海市领军人才，上海市教育委员会重点学科中药临床药理科负责人，中华中医药学会名医名家科普工作室负责人。兼任全国中医药高等教育学会临床教育研究会副理事长，中华中医药学会临床药理分会副主任委员，世界中医药学会联合会消化病专业委员会、中药上市后再评价专业委员会、医案专业委员会、临床疗效评价专业委员会、伦理审查专委会副会长。上海市文史研究馆馆员，全国政协委员。

崇奉"大内科"理念，具有全科诊疗技能，贯通古今，融合中西，临证经验丰富，擅治疑难杂症。临床善用经方、时方与验方，注重经方新用，着力挖掘时方、验方的临床运用价值。学术上开拓创新，发皇古义，融汇新知，根据当今疾病谱的变化，创新性地、系统地构建了郁证学说思想体系，并与临床诊疗密切结合，效验瞩目。提出了"郁证脾胃病学""无郁不作眩""怪症必有郁""郁痛：不舒则痛，舒则不痛""郁证虚劳论""郁证亚健康论""郁证痰瘀论"等一系列创新观点，为现代中医发展注入了新的时代元素。

连续承担科技部"十一五""十二五""十三五"重大新药创制项

目（"十二五"为中国南方中医组组长）。主编国家卫生和计划生育委员会"十二五""十三五"规划教材《中医临床经典概要》，担任全国中医药行业高等教育"十三五"规划教材、全国高等中医药院校规划教材（第十版）《中医内科学》[张伯礼、吴勉华主编，获首届全国教材建设奖全国优秀教材（高等教育类）特等奖]副主编，担任上海市重点图书/中医住院医师规范化培训指导丛书分册《中医内科应知应会手册》《中医妇科应知应会手册》《中医儿科应知应会手册》《中医全科应知应会手册》主审。出版《郁证发微六十论》《玉一斋临证推求》《伤寒论汤证新解》和《金匮要略汤证新解》等学术著作30多部，其中《伤寒论汤证新解》和《金匮要略汤证新解》先后获得上海中医药学会、中华中医药学会科技奖著作奖二等奖。获得新药发明专利授权4项。发表学术论文356篇。

2. 蒋健名中医工作室构成　自2017年起，蒋健教授先后被评为上海市名中医，国家中医药管理局中医药传承与创新"百千万"人才工程（岐黄工程）岐黄学者，第六批、第七批全国老中医药专家学术经验继承工作指导老师，2022年全国名老中医药专家传承工作室建设项目名老中医药专家。由此逐渐形成"蒋健上海市名老中医学术经验研究工作室""蒋健岐黄学者工作室""蒋健全国名老中医药专家传承工作室"三位一体的名中医工作室运行模式（见彩图）。工作室建设得到上海中医药大学附属曙光医院的大力支持，制定了名中医工作室管理规章制度、工作室总干事职责，并依托传统中医科，立足本院，兼及外系统，从中医内、外、妇、儿各科广纳贤才；亦面向基层医院进修医生、西学中人员、中医药大学在读硕博士生等搭建学术传承与交流平台。工作室成员从最初的12人逐步发展至覆盖传统中医内科、脾胃病科、急诊科、儿科、肿瘤科、肾病科、妇科、血液科等各科骨干人才20余人；形成了不同单位、不同科室、不同专业、不同梯队的人才队伍，充分体现了蒋健教授"大内科"理念及全科中医临床知识结构优势，培养传统中医临床人才，创新了工作室运行模式。

二、发皇古义，融汇新知，守正创新，郁解眉舒——工作室建设成果

1. 传承医道，培养人才，桃李天下　蒋健名中医工作室成立以来，蒋健

教授通过开展教学门诊、教学查房、学术交流研讨、科研课题，以郁证诊疗体系建立的学术研究为主线，以大内科疑难杂病临床诊治为示范，亲自指导工作室成员临床验案的整理与撰写，并创新性建立名中医工作室联合门诊，将学术思想与临床经验在临床实践中传承，形成特色的"解郁"流派。在蒋健教授的指导下，师承人员在临床能力、科研能力、学术能力等方面均得到全方位提升。师承人员入选上海浦东新区名中医 1 人，入选第七批全国老中医药专家学术经验继承人 3 人，入选局级人才培养项目 3 人，获国家级、省部级、局级各级别科研课题立项 9 项，获各级别奖项表彰 23 项，完成援青、援藏工作 2 人，并有多人晋升高级职称，同时也培养了一大批优秀的硕、博士生。

2. 开设蒋健名中医工作室联合门诊，师徒联手共克顽疾　蒋健名中医工作室师承学员不仅在日常跟师门诊、查房中得到蒋健教授亲自指导，还通过"蒋健名中医工作室"联合门诊形式，将蒋健教授学术思想与临床经验付诸实践。名中医工作室联合门诊机制是由上海中医药大学附属曙光医院门急诊办公室首创，该门诊打破传统门诊就诊模式，实行名中医、学术继承人骨干和青年医师的三级分级诊疗和有序门诊预约的创新模式。蒋健名中医工作室门诊由骨干师承医生坐诊，每遇疑难杂症，可在名中医工作室内部开展"会诊"，由蒋健教授亲自指导诊疗，亦可与蒋健教授门诊"双向转诊"。例如本书"56. 嗜酸皮炎治内外"，就是师生联手、共克顽疾的经典案例，这一案例在上海中医药大学附属曙光医院官方公众号上也进行了报道（见彩图）。在患者的治疗过程中，蒋健教授亲自诊疗至二诊，后续通过名中医联合门诊，在蒋健教授指导下得到了师承人员同质化诊治，获得显著疗效。名中医工作室联合门诊一定程度缓解了患者"看名医难"的问题，受到患者的欢迎与好评，同时对于师承学员来说，也是"在实践中学习，在学习中实践"的平台，是名师学术经验传承的"最佳实践基地"。

3. 师生共辟《上海中医药报》"医师手札"专栏，开创"玉一斋"公众号特色品牌　2020 年 1 月始，蒋健名中医工作室师生共同开辟了《上海中医药报》"医师手札"专栏，以每 1～2 周 1 期的频率，发表蒋健教授临证医案医话。案例由师承人员随师抄方中收集整理，向蒋健教授汇报该案例的用药启发或理论发挥或价值所在，与蒋健教授共同讨论并得到蒋健教授认可，由师承人员撰写，递呈蒋健教授亲自审定修改成文，由此形成《上海中医药报》"医师手札"专栏。这些医案基于临床案例诊疗过程，联系实际学习情况，复习中医理论，培养中医临证思辨能力与临床经验；同时展示蒋健教授的临证经验及特点。至今师承人员已在蒋健教授指导下累积发表文章80余篇，本书即精选其中67篇，经重新梳理辑录而成。

此外，工作室还开创了"玉一斋"微信公众号（见前言），至今已推送原创中医医案医话内容200多期，普及中医知识，受到众多中医师生、中医爱好者及广大患者的关注与好评，形成特色品牌。蒋健名中医工作室也在2022年5月入选中华中医药学会首批"名医名家科普工作室"。

4. 创建中医郁证诊疗体系，出版重要著作《郁证发微六十论》 当今中医临床疾病谱正在发生深刻而巨大的变化，精神心理因素可以导致产生各种各样的躯体症状，远远超出了以往郁证狭隘概念所囿的范畴，临床漏诊误诊甚众，严重影响疗效。蒋健教授带领工作室团队对中医郁证概念、形态、诊断、病证、证候、病机及治则方药等进行了全方位、系统性的创新性研究，发表《郁证发微》系列研究60论，6篇入选中国知网《学术精要数据库》高影响力论文。揭示情志致病不仅有属于内因者也有属于外因者；七情不遂所致郁证性病证十分广泛，更多表现为以躯体形式障碍为主的隐性郁证；厘定了狭义从郁论治与广义从郁论治的内涵与外延。在"信而好古"传承基础上，大胆融汇新知，有关"郁证脾胃病论"的学术思想以及临证诊疗体系已初具雏形；有关郁证的整体系列研究离试图创建"解郁派"更走近了一步，志在为继承、发扬、创新传统中医注入当今时代的新元素。郁证研究专著《郁证发微六十论》[68]（50万字）2022年1月由人民卫生出版社出版（见彩图），被评价是"一部最全面、系统地诠释与剖析中医郁证病证的权威著作"，由王永炎院士亲笔题写序言并给予高度评价。

5. 举办中医郁证继续教育项目，授业解惑、传递新知 蒋健名中医工作室联合本院传统中医科连续举办三届"中医郁证概念、形态及诊治新见解"国家级继续教育项目（见彩图）。邀请全国知名中西医专家、名中医、岐黄学者及名中医工作室继承人员，围绕郁证中西医认识，面向全国各级医院医护学员提供关于郁证的学术盛宴。第一届、第二届面授学员200余人；第三届采用线上、线下相结合的方式，每天会议均有2 000多人次观看，深受参会专家与学员好评，成为本院继续教育项目的特色项目，并将持续举办。蒋健教授也受邀在全国及省市重要学术会议发表有关郁证演讲20余场。演讲内容均为蒋健教授的原创思想与深耕中医临床与学术多年而总结的真知灼见，每每收获热烈反响。

6.提高大内科疑难杂病诊治能力,《玉一斋临证推求》集其大成 蒋健教授临床专注于中医大内科疑难杂症的诊治，诊疗疾病谱较广，善于挖掘埋没在古籍中的效验良方，通过古方今用，古方新用，使之在临床中重放光彩。在师承人员培养中也以"正本清源，发皇古义，衷中参西，融汇新知"为宗旨，以真实的验案为"教材"，致力于介绍古传秘验经方，务使师承学员开阔视野，引起阅读古籍医书原著的兴趣，结合临床实践，逐渐积累宽厚扎实的传统中医思想及临证思维，以临床师承学习补充院校通识教育。以此为目的，2022年8月于人民卫生出版社出版了《玉一斋临证推求》[69]（见彩图），讲述了上百个鲜活案例的诊疗过程，涵盖常见病、多发病、疑难杂症；有内科各系病证，也有妇科、外科、皮肤科病证；有一病而用多种治法者，也有一法而治多种病证者，既有内治法也有外治法。《玉一斋临证推求仲集》是《玉一斋临证推求》的第二辑，系由师承人员整理蒋健教授的临证经验及学术思想而成。从《玉一斋临证推求》到《玉一斋临证推求仲集》的出版，正体现了蒋健名中医临证经验的传承。

参考文献

［1］蒋健.郁证发微（七）——郁证耳鸣论［J］.上海中医药杂志，2016，50（2）：4-7.

［2］周丹，杨晓帆，李欣，等.蒋健以救破汤联合止痉散治疗顽固性头痛的经验［J］.世界中医药，2016，11（9）：1822-1824.

［3］崔晨，耿琪，李敬伟，等.蒋健教授以救破汤为主治疗偏头痛经验探讨［J］.世界中医药，2015，（10）7：1037-1040.

［4］周贤慧，蒋健.尿感方治疗慢性尿路感染（下焦湿热证）的临床疗效观察［J］.时珍国医国药，2010，21（3）：688-689.

［5］孙怡婕，蒋健.尿感方体外抗菌活性的初步研究［J］.时珍国医国药，2012，23（3）：625-626.

［6］孙怡婕，蒋健.尿感方治疗尿路感染的主要药效学研究［J］.中国实验方剂学杂志，2011，17（12）：144-146.

［7］高建东，蒋健.尿感方抗尿道致病性大肠杆菌的试验研究［J］.上海中医药大学学报，2011，25（5）：83-85.

［8］崔晨，耿琦，蒋健.蒋健以芍药甘草汤为主古方新用治疗脾胃病［J］.世界中医药，2017，（12）11：2727-2730.

［9］颜雅萍，郭敬榕，王莹，等.蒋健运用参芪芍药甘草汤治疗尿失禁医案4则［J］.新中医，2020，52（9）：200-202.

［10］王莹，杨蒋伟，赵婧玮，等.蒋健运用芍药甘草汤量效探索临床经验［J］.上海中医药杂志，2019，53（1）：26-28.

［11］崔晨，耿琪，李敬伟，等.蒋健以芍药甘草汤治疗痛证验案举隅［J］.河南中医，2016，36（5）：783-785.

［12］ 崔晨，耿琪，李敬伟，等.蒋健以芍药甘草汤为主治疗嗳气经验探析
［J］.上海中医药杂志，2015，（49）4：23-25.

［13］ 耿琪，崔晨，王魏峰，等.以芍药甘草汤为主治疗阴吹探析——附蒋
健验案1则［J］.上海中医药杂志，2015，（49）1：25-27.

［14］ 朱蕾蕾，孙继佳，金采映，等.基于数据库及数据挖掘的中医医案方
法学研究——蒋健教授治疗胃痛的临床经验总结［J］.中华中医药杂
志，2013，（28）10：2288-2289.

［15］ 李海燕.芍药甘草汤证的研究及应用［J］.中国中医药现代远程教育，
2009，7（9）：10.

［16］ 韩坚，钟志勇，景丽，等.芍药甘草汤对肠道运动的作用观察［J］.
广州中医药大学学报，2007，24（1）：55-58.

［17］ 杨艳，李东华，王洋，等.大剂量使用芍药与甘草配伍解痉作用的研
究［J］.时珍国医国药，2013，24（2）：347-349.

［18］ 孙婷，姜建国，张广钦.芍药甘草汤的镇痛抗炎作用研究［J］.中国
药业，2016，（3）：18-20.

［19］ 蒋健.乌梅丸临床运用发挥［J］.临床医师，2008，（5）4：148-149.

［20］ 蒋健."滞泄"病脉症治［J］.新中医，2014，（46）5：240-243.

［21］ 蒋健.郁证发微（二十三）——郁证尿频论［J］.上海中医药杂志，
2017，51（6）：8-12.

［22］ 蒋健.精神神经性尿频的中医治疗方法探讨［J］.时珍国医国药，
2014，（25）8：1920-1922.

［23］ 缪萍，裘福荣，蒋健.四逆汤化学物质基础及配伍机制的研究进展
［J］.中国实验方剂学杂志，2014，20（5）：234-238.

［24］ 蒋健.郁证发微（六）——郁证畏寒论［J］.上海中医药杂志，2016，
50（1）：11-14.

［25］ 蒋健.郁证发微（三十二）——郁证味觉、舌觉异常论［J］.上海中
医药杂志，2018，52（3）：15-21.

［26］ 耿琪，蒋健.郁证发微（十一）——郁证奔豚论［J］.上海中医药杂
志，2016，50（6）：7-10.

［27］ 耿琦，崔晨，蒋健.古今奔豚气病脉证治概述［J］.长春中医药大学
学报，2015，38（4）：860-864.

［28］ 耿琦，崔晨，蒋健.基于数据挖掘的奔豚气病古方用药治则规律分析
［J］.世界科学技术：中医药现代化，2015，17（10）：2008-2015.

［29］ 耿琦，崔晨，蒋健.基于频数统计的奔豚气病现代临床个案报道分析
［J］.中华中医药学刊，2015，33（7）：1596-1599.

［30］ 蒋健.郁证发微（五十一）——郁证痰湿论［J］.中医药临床杂志，
2020，32（5）：797-802.

［31］ 蒋健.郁证发微（二十八）——郁证纳呆论［J］.上海中医药杂志，
2017，51（11）：6-10.

［32］ 蒋健.郁证发微（二十四）——郁证泛酸论［J］.上海中医药杂志，
2017，51（7）：6-11.

［33］ 蒋健.郁证发微（二十五）——郁证嗳气论［J］.上海中医药杂志，
2017，51（8）：5-9.

［34］ 蒋健.郁证发微（二十六）——郁证嘈杂论［J］.上海中医药杂志，
2017，51（9）：11-14.

［35］ 蒋健.郁证发微（二十七）——郁证痞满论［J］.上海中医药杂志，
2017，51（10）：9-14.

［36］ 蒋健.郁证发微（二十九）——郁证便秘论［J］.上海中医药杂志，
2017，51（12）：5-12.

［37］ 蒋健.郁证发微（三十）——郁证泄泻论［J］.上海中医药杂志，
2018，52（1）：5-10.

［38］ 蒋健.郁证发微（三十一）——郁证呕恶论［J］.上海中医药杂志，
2018，52（2）：10-15.

［39］ 蒋健.郁证发微（三十二）——郁证味觉、舌觉异常论［J］.上海中
医药杂志，2018，52（3）：15-21.

［40］ 耿琪，蒋健.郁证发微（三十三）——郁证肛病论［J］.上海中医药
杂志，2018，52（4）：8-11.

［41］ 周丹，蒋健.郁证发微（四十四）——郁证脾病论［J］.中医药临床
杂志，2020，32（2）：199-204.

［42］ 蒋健.郁证发微（四十五）——郁证脾胃病论［J］.中医药临床杂志，
2020，32（2）：205-211.

［43］ 蒋健.郁证发微（六）——郁证畏寒论［J］.上海中医药杂志，2016，

50（1）：11-14.

［44］ 耿琦，蒋健.蒋健诊治郁证性畏寒学术经验［J］.上海中医药杂志，
2021，55（5）：8-11.

［45］ 蒋健.郁证发微（十八）——郁证虚劳论［J］.上海中医药杂志，
2017，51（1）：8-12.

［46］ 蒋健.郁证发微（二十一）——郁证疲劳论［J］.上海中医药杂志，
2017，51（4）：10-15.

［47］ 蒋健.郁证发微（五十）——郁证消瘦论［J］.中医药临床杂志，
2020，32（4）：597-602.

［48］ 蒋健.郁证发微（三）——郁证治疗论［J］.上海中医药杂志，2015，
49（10）：4-7.

［49］ 蒋健.郁证发微（五）——郁证疼痛论［J］.上海中医药杂志，2015，
49（12）：5-7.

［50］ 蒋健.郁证发微（十二）——郁证不寐论［J］.上海中医药杂志，
2016，50（7）：5-8.

［51］ 蒋健.郁证发微（十三）——郁证心悸论［J］.上海中医药杂志，
2016，50（8）：5-9.

［52］ 蒋健.郁证发微（十四）——郁证胸痹论［J］.上海中医药杂志，
2016，50（9）：6-10.

［53］ 李威，崔晨，耿琪，等.蒋健诊治麻木的经验与学术观点［J］.中华
中医药杂志，2016，31（9）：3589-3591.

［54］ 蒋健.从治疗盗汗反思"辨病论治"［J］.辽宁中医杂志，2010，
37（11）：2235-2237.

［55］ 蒋健.郁证发微（十六）——郁证自汗盗汗论［J］.上海中医药杂志，
2016，50（11）：5-9.

［56］ 杨蒋伟，王亚，蒋健.蒋健教授从郁论治盗汗的学术观点及临床经验
［J］.四川中医，2017，25（12）：199-201.

［57］ 蒋健.郁证发微（五十二）——郁证相火论［J］.中医药临床杂志，
2020，32（5）：803-810.

［58］ 蒋健.郁证发微（一）——郁证形态论［J］.上海中医药杂志，2015，
49（8）：4-7.3.

［59］蒋健.从郁论治怪症的临床体会［J］.上海中医药杂志，2010，
（44）12：27-30.

［60］金采映.蒋健治疗口味异常验案举隅［J］.上海中医药杂志，2008，
（42）5：9-10.

［61］蒋健.郁证发微（七）——郁证耳鸣论［J］.上海中医药杂志，2016，
50（2）：4-7.

［62］蒋健.郁证发微（三十四）——郁证遗精论［J］.上海中医药杂志，
2018，52（5）：9-13.

［63］蒋健.郁证发微（二）——郁证诊断论［J］.上海中医药杂志，2015，
49（9）：3-6.

［64］崔晨，蒋健.郁证发微（四十九）——郁证咽病论［J］.中医药临床
杂志，2020，32（3）：413-417.

［65］蒋健.运用五原则治疗寒湿痹证的临床体会［J］.上海中医药杂志，
2009，（43）1：38-40.

［66］蒋健.妇科诸疾中医验案［J］.现代中西医结合杂志，2008，（18）2：
164-165.

［67］王亚，杨蒋伟，王颖，等.蒋健教授用生发饮加味治疗脱发的经验
［J］.中国医药导刊，2018，20（1）：28-31.

［68］蒋健.郁证发微六十论［M］.北京：人民卫生出版社，2022.

［69］蒋健.玉一斋临证推求［M］.北京：人民卫生出版社，2022.

后　记

———◦৩ၐ৩◦———

这是一篇完全在计划外的后记，而且写得颇为艰难。从跟编辑老师商定到成稿，花了一个多月的时间。原因大家已经知道了，因为在本书问世前，蒋老师很突然地离开了……

一、源起

这本书的源起要从《玉一斋临证推求》说起，而《玉一斋临证推求》又是从《上海中医药报》"名医手记"栏目而来。蒋老师从 2009 年至 2017 年间，笔耕不辍，连续 9 年为"名医手记"专栏撰写临证经验医案，累积发表 400 多篇，近千案例，计 40 余万字。蒋老师的这些医案，在患者、中医药爱好者、中医药学子、中医药从业人员等庞大的读者群中，传播甚广、影响甚远。跟师抄方时，常有患者带着报纸慕名来求治。也总有同道表示钦佩和不可思议：这要在繁重的工作之外牺牲多少休息时间才能做到？更有师辈的名中医老先生，对蒋老师的医案赞赏有加，这在成书时邀请到四位名中医大家欣然作序便可窥见。而来自我们学生辈的叹为观止就更不用说了。所以在 2022 年，经蒋老师重新梳理，精选其中 150 篇结集出版《玉一斋临证推求》，实乃众望所归。

二、赓续

2017 年蒋老师的名中医工作室成立了，吸纳了中医临床各科的继承人跟师学习。蒋老师也把整理和撰写临床医案的衣钵传到了我们手上。他常说起他坚持 9 年的医案撰写如何让他获益匪浅：在撰写过程中，必然要查阅大量的中西医古今文献，必然要分析与思辨，必然会影响下一次的临床实践，临床能力自然也就提高了。末了，总会语重心长说一句："你们一定要多写，积累数年，必有好处！"所以每每我们跟师门诊，遇到疗效显著又或别具启发的案例，或是踊跃自荐，或是被点名布置，都要带了"作业"回去。"作业"完成交给蒋老师，总是能在两三日内就收到蒋老师的修改稿。红红蓝蓝的标注和修改，从中医专业内容到行文标点，不一而足，有时甚至相当于蒋老师重新写了一篇。经过这样的训练，当我们的"作业"质量逐渐达到蒋老师的要求，并累积了相当的数量，他亲自联系上海中医药报编辑部沟通发表事宜。2019 年底由我们师承人员整理的医案开始在《上海中医药报》发表，并在 2020 年 1 月起正式以"医师手札"专栏每两周一期持续发表，到 2022 年下半年更是升级为"周更"，直至今日。所以其实在 2021 年《玉一斋临证推求》书稿还在整理阶段，蒋老师就已经在策划将"医师手札"的内容也结集成书了。他当时想效仿《名医类案》《续名医类案》，将本书暂命名为《续玉一斋临证推求》。到 2022 年初，随着"医师手札"的积累，蒋老师有了一个更大的计划，他希望我们的医案撰写能一直延续下去，以《玉一斋临证推求》为伯集，能一直出版伯、仲、叔、季四集，而本书就此定名为《玉一斋临证推求仲集》。

三、遗憾

2023 年 2 月底，收到编辑老师发来的《玉一斋临证推求仲集》审稿意见。因为较初稿在结构上有较大的变化，我到 3 月初才改好，仍有些问题举棋不定，比如病证系统归类时遇到了《玉一斋临证推求》中蒋老师所言同样的困惑，就是有些案例诊断较为复杂，很难如教科书一般标准的归类到某一病系。发信息询问蒋老师的意见，蒋老师回复："你先改一下，待以后我再审定吧。"当时略感意外，按照蒋老师给我们修改医案的习惯，经常回复不会超过 3 天，而且他是那么重视这本书的出版。其时，他已经身体不适了。紧接着 3 月 15 日到 24 日，我在参加第七批全国老中医药专家学术经验继承工作集中理论学习期间，收到新的审稿意见。21 日下午，是蒋老师作为第七批师承班导师来给我们授课的时间。课程安排得非常紧凑，蒋老师那天看起来也很疲惫，我仅在上课间隙得以简单跟蒋老师交流了几句书稿修改的进展，想着等 24 日培训结束后，就可以再找时间与蒋老师面谈了。却无论如何也没有想到，25 日下午传来了噩耗。从此，再没有机会把书稿呈现给蒋老师了……

四、为证

2023 年 4 月上旬，收到本书的校样稿，百感交集，跟编辑老师说我想写一篇后记纪念蒋老师。然而无数次坐在电脑前，却难以抑制心痛，没有勇气回首成书的始末。直到我一个字一个字订正完了校样稿，直到编辑老师全部审校完成，直到书的封面也延续《玉一斋临证推求》的色系调整选定。我突然意识到，蒋老师从未离开，蒋老师的思想早已融入这些著述中，永远留在并影响着这个世界。未来，我们还会如蒋老师所愿，编写出版《玉一斋临证推求叔集》《玉一斋临证推求季集》。郑重写入此后记，以字为证。

传承就是最好的怀念！

朱蕾蕾

蒋健全国名老中医药专家传承工作室负责人

蒋健岐黄学者工作室继承人

蒋健上海市名老中医学术经验研究工作室继承人

第七批全国老中医药专家学术经验继承工作继承人

上海中医药大学附属曙光医院主任医师

2023 年 5 月